Bott

Anthroposophische
Medizin

Anthroposophische Medizin

Band I

Eine Möglichkeit, die Heilkunst zu erweitern

Von Dr. med. Victor Bott

Aus dem Französischen übersetzt von
Dr. med. Helmut Müller

Mit 5 Abbildungen und 3 Tabellen

3. Auflage

Karl F. Haug Verlag · Heidelberg

CIP-Kurztitelaufnahme der Deutschen Bibliothek

Bott, Victor:
Anthroposophische Medizin / von Victor Bott.
Aus d. Franz. übers. von Helmut Müller. – Heidelberg: Haug
  Einheitssacht.: Médecine anthroposophique ‹dt.›
Bd. 1. Eine Möglichkeit, die Heilkunst zu erweitern. – 3. Aufl. – 1987.
  Orig.-Ausg. u. d. T.: Bott, Victor: Un élargissement de l'art de guérir
  ISBN 3-7760-0617-X

Originaltitel: Médecine anthroposophique
Un élargissement de l'art de guérir
Tome 1

© by Triades-Editions 1972
4, rue Grande-Chaumière, Paris

© 1982 Karl F. Haug Verlag GmbH & Co., Heidelberg

2. Auflage 1983
3. Auflage 1987

Verlags-Nr. 8704 · ISBN 3-7760-0617-X

Gesamtherstellung: Konkordia Druck GmbH, Bühl/Baden

INHALT

EINFÜHRUNG

„Auf daß nicht alle Wege zum Guten verschlossen sind!"
Solschenizin

Die Heilkunst hat schon immer der Vorstellung entsprochen, die sich der Mensch von sich selbst machte. So ist unsere gegenwärtige Medizin stark vom Materialismus des 19. Jahrhunderts beeinflußt. Dieses materialistische Weltbild faßt den Menschenleib als ein Reagenzglas auf, in dem sich Prozesse wie in einem Laboratorium abspielen. Der Arzt am Krankenbett erfährt aber jeden Tag, wie wenig ihm diese Anschauung des Menschen wirklich weiterhilft. Und so fühlt sich der praktizierende Arzt mehr oder weniger seiner hohen Aufgabe nicht gewachsen.

Ist das nicht ein Beweis dafür, daß die Vorstellung, die sich die gegenwärtige Wissenschaft vom Menschen macht, falsch oder zumindest unvollständig ist? Das Bild des Menschen muß neu gesehen, erweitert werden, damit eine Heilkunst erarbeitet wird, die dem tatsächlichen Wesen des Menschen entspricht.

Dieses erweiterte Menschenbild hat uns *Rudolf Steiner*, der Begründer der Anthroposophie gegeben. Die praktischen Erfolge in den verschiedenen Bereichen wie Landwirtschaft, Pädagogik und Medizin beweisen, wie richtig der von ihm eingeschlagene Weg ist. Die Anthroposophie ist vor allem ein Erkenntnisweg, und dieser muß genauso folgerichtig gegangen werden, wie in jeder anderen wissenschaftlichen Disziplin auch.

Wer anfängt, sich in die Anthroposophie einzuarbeiten, wird staunen, wie er Querverbindungen aller menschlicher Lebensbereiche untereinander findet. Ist es nicht verwunderlich, daß es zwischen so verschiedenen Gebieten wie z. B. der Geologie und der Medizin wichtige Beziehungen gibt? Und doch, Erde und Mensch haben sich zur gleichen Zeit entwickelt, und daher können gewisse Mineralien die Grundlage eines Heilmittels sein für ein Organ, das sich zur selben Zeit wie dieses Gestein entwickelt hat. Wir werden dafür Beispiele bringen.

Unsere intellektuelle Bildung — man ist beinahe versucht, unsere „Ver-bildung" zu sagen — hat zwar überraschende technische Fortschritte gemacht, aber die wirkliche Erkenntnis des Menschen und der Welt verhindert. Seit Schulzeiten daran gewöhnt, fällt es uns schwer, ohne Vorurteil anders als in Maß-, Zahl- und Gewichtsverhältnissen zu denken. Die Behauptung, daß es außerhalb unserer sinnlichen Wahrnehmung nichts geben kann, ist aber ebenso falsch wie der blinde Glaube an irgend etwas Außersinnliches. Der westliche Mensch läßt eine übersinnliche Welt in seinem gegenwärtigen Bewußtseinszustand nicht gelten, weil er nur sinnlich Wahrnehmbares anerkennt. Er übersieht dabei, daß er sich in dem Augenblick, in dem er sich über diese wahrnehmbare Welt Gedanken macht, aus der wahrnehmbaren Welt bereits in ein übersinnliches Gebiet begibt. Logisch bliebe er nur dann, wenn er sich auf das rein Wahrnehmbare beschränken würde, ohne darüber nachzudenken! Und doch können über dieses Denken — obwohl es unseren Sinnen nicht zugänglich ist — ganz exakte Aussagen gemacht werden und zwar durch das Denken an sich. Das ist der Weg, den *Rudolf Steiner* dazu in seiner „Philosophie der Freiheit" aufzeigt.

R. Steiner hat darüber hinaus auf weitere Erkenntniswege hingewiesen und sie im einzelnen beschrieben. Er hat das Resultat seiner Untersuchungen über den Bereich des Übersinnlichen dargestellt und unter anderem gezeigt, daß das Menschenwesen als eine Einheit aus Leib, Seele und Geist erkannt werden muß.

Sein beträchtliches wissenschaftliches Werk umfaßt außer einer größeren Anzahl von Schriften, nahezu 6000 Vorträge, von denen die meisten mitgeschrieben und eine große Anzahl veröffentlicht wurden.

Es ist nicht möglich, im Rahmen dieses Buches die Anthroposophie umfassend darzustellen. Deshalb könnten gewisse Begriffe dem nicht unterrichteten Leser dogmatisch erscheinen. Er muß, um dem auf den Grund zu gehen, die Werke der Anthroposophie selbst studieren. Ich werde mich trotzdem bemühen, eine für alle annehmbare Darstellung zu bringen. Es ist selbstverständlich, daß sich eine ernstzunehmende Kritik auch an diesem Buche nur auf eine genaue Kenntnis der Anthroposophie stützen kann.

Die Anthroposophie beruht auf der Achtung vor der Freiheit des Denkens, und *R. Steiner* hat oft wiederholt, daß er nicht verlangt, daß man ihm glaube, sondern daß man seine Angaben nachprüft. Zudem kann gesagt werden, daß bis heute, 50 Jahre nach seinem Tode, jede kritische Prüfung diese seine Aussagen bestätigt hat. Zum Beispiel: Im Vortrag vom 3. Juli 1924 (GA Nr. 354) sagte *R. Steiner*, als er vom Mondgestein sprach, daß dieses sich von unseren irdischen Mineralien unterscheide und wie „verglast" wäre. Es gab zu jener Zeit weder Raketen noch Kosmonauten.

Diese Anschauung *Rudolf Steiners* konnte daher nur aus geisteswissenschaftlicher Sicht gesehen worden sein. Welcher Wissenschaftler hätte nicht noch vor wenigen Monaten darüber gelacht? Aber die Astronauten von Apollo 11 und 12 haben über Mondgestein berichtet, das glasähnliche Einschlüsse enthalte, deren Entstehung man sich jedoch nicht erklären könne. Zufall sagt man vielleicht dazu, aber wenn sich nach und nach alle Angaben *R. Steiners* als richtig herausstellen, wird man dann den „Zufall" nicht sehr wohlgefällig finden?

Bevor ich seinerzeit anfing, Patienten in dieser Weise zu behandeln, fühlte ich mich eigentlich sehr wenig dazu imstande. Ich bat deshalb Dr. med. *Ernst Marti*, Basel, der schon lange in dieser Art behandelt, um Rat. Er stärkte mein Selbstvertrauen und sagte: „Haben Sie den Mut, damit anzufangen!" Ihm sei daher dieses Buch gewidmet.

So strengte ich mich an und widmete jedem meiner Patienten viel Zeit. Ich war zunächst überrascht, doch später wurde ich davon überzeugt, daß es keinen Patienten gibt, dem nicht wenigstens etwas geholfen werden kann.

Ich hoffe, daß alle Ärzte, die die Unzulänglichkeit der heutigen Medizin erkennen, auch zu dieser Überzeugung kommen können. Mit dieser Zielsetzung, Ihnen die notwendigen Grundlagen mit auf diesen Weg geben zu können, habe ich dieses Buch geschrieben.

Februar 1970   *Dr. med. Victor Bott*

VORWORT ZUR DEUTSCHEN AUSGABE

Das Ziel dieses Buches, dessen Urtext in französischer Sprache verfaßt wurde, war, den französisch sprechenden Ärzten und Medizinstudenten die Möglichkeit eines ersten Kontaktes mit der anthroposophischen Medizin zu bieten. Es ist das Ergebnis meiner eigenen Bemühungen um diese Erweiterung der Heilkunst.

Dr. med. *Ernst Marti*, dem das Buch gewidmet war, regte mehrmals an, das Buch auch ins Deutsche übersetzen zu lassen, da es in der anthroposophisch-medizinischen Literatur eine Lücke ausfüllen könnte. Das Buch wurde von Dr. med. *Helmut Müller* übersetzt und von Dr. med. *Marti* durchgesehen. Beiden sei dafür herzlich gedankt.

Die inzwischen dokumentierten neueren Ergebnisse der weltweit praktizierten Misteltherapie machten eine Erweiterung des Kapitels über die Misteltherapie notwendig, wodurch aber die Grundlagen und das Wesen der Behandlung nicht verändert, vielmehr durch die Erfahrungen anderer Autoren bestätigt wurden.

Dr. med. *Victor Bott*

Erster Teil

DER MENSCH IM LICHTE DER ANTHROPOSOPHIE

Sieht man den Menschen nur unter dem Gesichtspunkt des Stofflichen, so bleibt sein Wesen unverständlich.

Erst wenn wir ihn in seiner Ganzheit, gebildet aus Leib, Seele und Geist betrachten, können wir uns ein befriedigendes Bild seiner Wirklichkeit machen. Der Leib stellt sich in doppelter Weise dar: Einmal können wir ihn als **Raum**-Erfüllendes wiegen, andererseits unterliegt er als etwas Lebendes, sich ständig wandelnd, den Gesetzmäßigkeiten der **Zeit**. Der Mensch besteht somit aus vier Teilen, die wir die vier Wesensglieder nennen.

Unter einem anderen Aspekt, dem seiner sichtbaren Form — und seiner Funktionen — offenbart sich der Mensch als ein Ganzes, mit zwei entgegengesetzten Polen, die durch ein Mittleres verbunden werden. Das Ganze bildet eine Dreiheit.

Der Mensch ist somit ein viergliedriges wie auch ein dreigliedriges Wesen. Nur wenn man diese beiden Gliederungen zusammen sieht — so wie es die Anthroposophie lehrt — kann man den Menschen verstehen. Das darzustellen ist die Aufgabe dieses ersten Teiles.

1. KAPITEL

Die vier Wesensglieder des Menschen

Die Fragen nach dem Wesen des Lebens

Die physikalisch-chemischen Prozesse, die in der mineralischen Welt beobachtet werden können, sind zwar in der Lage, Leben zu zerstören, aber nicht das Leben zu erhalten und noch viel weniger Leben zu schaffen. Mit Hilfe von Hitze, Kälte, Elektrizität und den verschiedensten chemischen Substanzen kann zwar ein Lebewesen getötet, aber niemals ein Mineral zum Leben erweckt werden. Versucht man das Leben durch Begriffe der mineralischen Welt zu erklären, so wird es schwierig, es ergeben sich unbeantwortbare Fragen. Während auf unseren Atlanten die weißen Flecken, die „terrae incognitae", ausgefüllt wurden, haben sich die unbeantwortet gebliebenen Fragen nach dem Wesen des Lebens vermehrt. Man glaubte zwar ein paar Theorien gefunden zu haben, aber eine nach der anderen erwies sich als unhaltbar.

Die Gesetze der mineralischen Welt können das Leben nicht erklären

Wenn man, anstatt immer weiter ins unendlich Kleine zu gehen, die Lebensprozesse vorurteilsfrei in ihrer Gesamtheit studiert, stellt man fest: Das Leben setzt sich ständig mit den chemisch-physikalischen Prozessen der mineralischen Welt auseinander, so vor allem im Pflanzenreich. Während das Mineral den Gesetzen der Schwere folgt und nach unten fällt, wächst die Pflanze der Schwerkraft entgegen; der Saft steigt nicht wegen, sondern **trotz** der Osmose im Stengel hoch. Die toten Substanzen der mineralischen Welt setzen beim Sich-verbinden Energie frei und sinken auf ein tieferes Energiepotential, das Energiepotential der Pflanze dagegen ist am Ende des Prozesses größer.

Alles deutet auf beträchtliche Kräfte hin. *Newton* entdeckte durch das Fallen eines Apfels die Schwerkraft, doch gab er keine Antwort auf die nicht weniger mysteriöse Frage, wie dieser Apfel auf den Zweig hinaufkommt. Im Fallen löst sich der Apfel vom Leben und gehorcht nur noch irdischen Kräften, d. h. der Schwerkraft in Richtung auf das Zentrum der

Erde; aber während er auf dem Baume wächst, unterliegt er kosmischen Kräften, z. B. denen der Sonne, die aus der dem Irdischen entgegengesetzten Richtung kommen. Diese Kräfte wirken nicht indifferent auf die Stoffe der physischen Welt, sondern gezielt, gerichtet; sie verleihen ihnen neue Eigenschaften oder, allgemeiner ausgedrückt, sie wirken in bestimmter artgemäßer Weise. Diese Kräfte sind nicht nur maßgebend für die Bildung und das Wachstum, sondern auch für die Reproduktion.

Die Ätherkräfte

Diese Kräfte, ohne die es kein Leben gibt, nennt die Anthroposophie *Äther-* oder *Bildekräfte*. Diese dürfen aber nicht mit der hypothetischen Vitalkraft des 19. Jahrhunderts verwechselt werden, von denen die Wissenschaft damals sprach, um schamhaft zu verhüllen, was man nicht wußte. Sie haben ebenfalls gar nichts mit dem hypothetischen Äther der Physiker zu tun. Diese Äther- oder Bildekräfte stellen für jedes Lebewesen eine Art zweiten Körpers dar, den *Ätherleib*, der intim mit dem physischen Leib verbunden und unseren Sinnen nicht zugänglich ist. Man kann zwar leicht dagegen einwenden, daß noch nie ein Mensch einen Ätherleib mit leiblichen Augen gesehen habe, aber schließlich hat auch noch nie jemand die Elektrizität, den Magnetismus oder die Schwerkraft gesehen, Kräfte, die wir auch nur an ihrer Wirksamkeit erkennen.

Ebenso kann sich jeder von der Existenz der Ätherkräfte dank ihrer Wirkungen überzeugen. Der Einwand der Unsichtbarkeit ist genau so unerheblich, wie wenn ein Farbenblinder die Existenz der Farben leugnen würde. Aber während ein Farbenblinder sein ganzes Leben lang farbenblind bleibt, trägt jeder Mensch in sich den Keim eines geistigen Auges, das er entwickeln kann und das ihm dann erlaubt, die Ätherkräfte zu schauen[1] und bis ins einzelne zu beschreiben.

Sichtbarmachung der Ätherkräfte

Obwohl die Ätherkräfte und die des Elektromagnetismus völlig voneinander verschieden sind, ist es doch möglich, beide in ähnlicher Weise

---

[1] *Steiner, R.:* Wie erlangt man Erkenntnisse höherer Welten?

darzustellen. Wenn man auf einen Bogen Papier Eisenfeilspäne streut und einen Magneten darunter hält, richten sich diese nach dem darunterliegenden Magnetfeld aus. Ebenso kann man einige Tropfen einer belebten Substanz zu einer Salzlösung geben und auskristallisieren lassen. Dadurch ordnen sich die Kristalle und geben ein Bild der Ätherkräfte dieser lebendigen Substanz.

Die empfindlichen Kristallisationen

E. Pfeiffer hat diese Methode, die *R. Steiner* angeregt hat, entwickelt und *„Empfindliche Kristallisationen"* genannt[1, 2, 3]. Es handelt sich dabei um eine *qualitative* und nicht um eine quantitative Methode. Die Ähnlichkeit mit der Darstellung des Magnetfeldes durch Eisenfeilspäne ist nur oberflächlich, denn es zeigt sich bei diesen stets das gleiche Bild, die „Empfindlichen Kristallisationen" dagegen sind unendlich vielfältig.

Ein geübter Beobachter kann erkennen, ob Wurzel-, Blatt- oder Blütenextrakte der Salzlösung (in der Praxis nimmt man Kupferchlorid) zugesetzt wurden, denn diese Bilder sind je nach der Art der Substanzen verschieden, sie erlauben aber auch bei Pflanzenbildern eine Differenzierung nach der Anbauart. Verwendet man diese Methode zur Untersuchung menschlichen Blutes, können Krankheiten genau diagnostiziert und lokalisiert werden.

Um wirken zu können, müssen die Ätherkräfte eine materielle Grundlage, eine Ausdrucksmöglichkeit, haben: das *Wasser*. Bekommt eine Pflanze kein Wasser mehr, ziehen sich die Ätherkräfte zurück und es stirbt die Pflanze. Im Samenkorn können sie über Jahre hinweg im Schlafzustand bleiben. Etwas Wasser genügt dann, um diese Bildekräfte aufs Neue anzuregen, die dann über Keimung und Wachstum zur Pflanzenbildung führen. Die aus der mineralischen Welt entlehnten Stoffe werden umgewandelt und ins Pflanzenreich übergeführt. Sie haben dann andere Eigenschaften, die sie im Mineralreich nicht hatten. Vom

[1] *Pfeiffer, E.:* Empfindliche Kristallisationen als Nachweis von Formkräften im Blute. Emil Weise Verlag, Dresden 1936.
[2] *Bessenich, F.:* Beiträge zur Erforschung der Bildekräfte durch Empfindliche Kristallisationen. Schriftenreihe der Naturwissenschaftlichen Sektion am Goetheanum Nr. 1, 1951.
[3] *Selawry, A.:* Die Kupferchlorid-Kristallisation in Naturwissenschaft und Medizin. Fischer, Stuttgart 1957.

Gesichtspunkt der Chemie aus gesehen gibt es allerdings keinen Unterschied. Die chemische Analyse offenbart nur die Eigenschaften des Mineralreiches. Diese neu errungenen Eigenschaften, die durch die Ätherkräfte bedingt sind, können durch geeignete Methoden z. B. durch die Empfindliche Kristallisation sichtbar gemacht werden.

Das tierische Leben

Während die Pflanze sich teilweise der Schwere entzieht, hat das Tier als Horizontalwesen diese Eigenschaft scheinbar verloren, denn was die Pflanze als Statik hat, verwandelt das Tier in Dynamik: Es kann laufen, springen, klettern, ja sogar fliegen.

Das für das Tier charakteristische Sich-bewegen-können, ist untrennbar von seiner Empfindungsfähigkeit, dem Fühlen. Begierde und Furcht bewegen das Tier. Anziehen und Abstoßen, wir könnten auch sagen: *Sympathie* und *Antipathie*[1] sind die beiden Pole, zwischen denen das Tier ständig hin und herpendelt. Der Affekt lebt im Innern, äußert sich aber in der Bewegung. Dieses Seelische hat sich selbst als Folge äußerer Reize entwickelt, die das Tier verinnerlicht hat. Der Ausdruck für dieses (seelische) Wesen und die Bewegung sind beim Tier so eng miteinander verbunden, daß sie in der lateinischen Sprache als zusammengehörig empfunden werden und sich heute noch im Französischen wiederfinden in *animal* (= Tier), *âme* (= Seele) (lat. anima), *animé* (= beseelt), denn nur was beseelt ist, kann sich autonom bewegen.

Der Einstülpungsprozeß beim Tier

Beim Tier findet sich nun etwas Neues, das die Pflanze nicht hat, die Hereinnahme von Äußerem nach innen, die Verinnerlichung. Beim Tier wird die äußere Welt Innenwelt. Das drückt sich bis in seine Struktur aus. Es genügt das Atmungsorgan der Pflanze, das Blatt, mit demjenigen des Tieres, der Lungenalveole, zu vergleichen, um das zu erkennen. Das

---

[1] Da die beiden Ausdrücke Sympathie und Antipathie häufiger gebraucht werden, sollten sie auch genauer definiert werden: Unter Sympathie wird alles verstanden, was uns zu einem anderen hinzieht, unter Antipathie alles, was uns davon entfernt. So werden auch alle Seelenregungen dem einen oder anderen Begriff im weitesten Sinn des Wortes zugeordnet.

18

Blatt ist außen von Luft umgeben; in der Lungenalveole dagegen ist die Luft innen und wird vom Organ umgeben (Abb. 1). Gleichzeitig tritt eine Bewegung auf, das Atmen. — Der Einstülpungsprozeß findet sich ebenso schon in einem sehr frühen Embryonalzustand. Sobald das Ei anfängt, sich zu entwickeln, bildet sich ein Zellhaufen, die *morula* (weil dieser so aussieht wie eine kleine Maulbeere) [Abb. 2]. Danach verlagern sich die Zellen mehr an die Peripherie, es wird eine kleine Blase daraus, die *blastula*; dann wird die Wand der blastula eingedellt, es bildet sich ein magenähnliches Gebilde, die *gastrula*. Diese Einstülpung ist typisch für das Tier, die Pflanze kommt niemals über das Blastulastadium hinaus. (Eigentlich bleibt die Pflanze morula!)

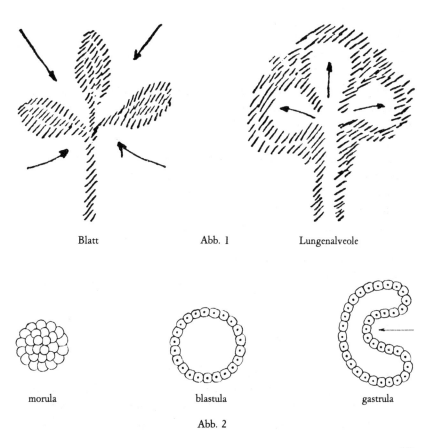

Blatt   Abb. 1   Lungenalveole

morula   blastula   gastrula

Abb. 2

Der Seelen- oder Astralleib

Was verursacht diese Gastrulation? Eine völlig neue Kraft, die im Sinne des Pfeiles in Abb. 2 wirkt. Wachstum, Zellvermehrung und Reproduktion sind Ausdruck der Ätherkräfte, doch in der Gastrulation zeigt sich ein neues Phänomen, eine neue Kraft, die sich von den Ätherkräften unterscheidet und die die Pflanze nicht hat. Nachdem diese Vertiefung, diese Einstülpung entstanden ist, setzt sich diese Kraft wie in ein Nest hinein. Diese Kraft bildet beim Tier das dritte Wesensglied — neben dem physischen und dem Ätherleib. Die Anthroposophie nennt es den *Seelen-* oder *Astralleib*. Der Grund für die Wahl dieses Ausdrucks kann in diesem Rahmen nicht ausgeführt werden.

Empfindungsfähigkeit, Instinkte, Begierden, Leidenschaften, Zuneigung und Abneigung, alles das sind Seeleninhalte. Psychisches ist Ausdruck des Astralleibes.

Was die Außenwelt heranbringt, wird durch den Astralleib verinnerlicht und in der Bewegung wieder veräußerlicht. Das gleicht einer Atembewegung, einem Wechsel zwischen Verinnerlichung, „Sympathie", und dem nach außen Abstoßen, „Antipathie", was uns die Luft als das dazugehörige Element erkennen läßt. Während der Ätherleib das flüssige Element braucht, kann der Astralleib nur mit Hilfe des Luftelementes tätig werden.

So wie wir durch die Entwicklung latenter Fähigkeiten den Ätherleib wahrnehmen können, so kann durch eine gesteigerte Entwicklung dieser Fähigkeiten der Astralleib wahrgenommen werden, nicht nur durch seine Wirkungen, sondern als Realität.

Der Ätherleib hat ganz andere Gesetze als die physische Welt und ebenso der Astralleib andere als der Ätherleib, nur auf einer höheren Ebene. Der Astralleib prägt dem Ätherleib seine Kraftrichtung auf, setzt ihm räumliche Grenzen und verleiht der Substanz damit neue Eigenschaften.

Das Experiment von Carrel

Am *Carrel*schen Experiment mit dem Hühnerherzen kann man die Tätigkeit des Astralleibes ablesen, denn die Zellen des isolierten Hühnerherzens unterliegen nicht mehr dem Einfluß des Astralleibes des Huhns. Es vermehren sich die Zellen und bilden eine morula, einen Zellhaufen.

Das Leben darin zeigt sich als rein vegetatives ätherisches Wachstum. Dieses isolierte Gewebe ist nur ein Ätherpartikel; Sensibilität und Zelldifferenzierung sind verschwunden (weiteres siehe S. 155).

Das aufrechte Stehen

Das Tier hat eine horizontal gelegene Hauptachse, der Mensch dagegen lebt in der Senkrechten. Im Verhältnis zur Pflanze hat das Tier eine Drehung um 90° gemacht, der Mensch eine um 180°. Die Auffassung, den Menschen als „höheres Tier" anzusehen, ist einer der größten Irrtümer der materialistischen Wissenschaft, die die Entwicklung unserer Kenntnisse über diese Tatsachen entscheidend gehemmt hat. Es gibt zwischen dem Menschen und dem Tier, ebenso wie zwischen Tier und Pflanze entscheidende Unterschiede, wobei der aufrechte Stand nur eine besonders auffallende Erscheinung ist. Das zeigt sich schon vom allerersten Anfang der embryonalen Entwicklung an (siehe dazu *Blechschmidt*). Gewiß, es gibt Tiere, die sich — übrigens nur kurzfristig — aufrecht halten können, aber diese Haltung erfordert von ihnen Kräfte, die sie nicht lange aufbringen können. Dagegen befindet sich der Mensch mit seinem Körper so vollständig im Gleichgewicht, daß die dazu nötige Aufrichtekraft sehr gering ist. Die Tendenz zur Senkrechten ist seinem Körper bis in die kleinsten Teile seines Skelettes gegeben. Man braucht nur das Skelett des Affen mit dem des Menschen zu vergleichen. Während beim Affen die Schwere des Gesichtsschädels durch eine mächtige Nackenmuskulatur kompensiert wird, ruht der menschliche Kopf im Gleichgewicht auf der Wirbelsäule. Diese ist gleichmäßig geformt und gebogen und erinnert nur noch entfernt an die Beweglichkeit der Wirbelsäule der Schlange; sie ist gerade noch soweit gebogen, um die notwendige Biegsamkeit und Federung zu geben.

Sprache und Denken

Eine andere nur menschliche Eigenschaft ist die Sprache. Die Tiere schreien, bellen, zwitschern, aber der Mensch spricht. (Der Papagei ahmt nur ein Geräusch nach, das für ihn sinnlos ist.) Die Laute der Tiere sind artgebunden, zeigen mehr reflexartiges Verhalten, die menschliche Sprache muß gelernt werden — wie auch der aufrechte Gang — durch unaufhörliche Anstrengungen.

Ein Drittes, ein ebenfalls nur dem Menschen Eigenes, ist das Denken, das er ebenfalls lernen muß und wir sind ja immer wieder darüber erstaunt, wenn wir bei einem Kleinkind die ersten Denkvorgänge entdekken.

Das individuelle Ich

Das Tier ist ganz von seinen Instinkten und von äußeren Reizen abhängig. Die äußeren Umstände, in denen es sich in einem gegebenen Augenblick befindet, rufen in *ihm* die Erinnerung an Vergangenes hervor. Nur der Mensch kann sich, von sich aus, an Vergangenes erinnern, sich nach Belieben rückerinnern. Der Mensch kann sich dazu noch in sich selbst versenken und sein eigenes Denken beobachten. Er kann selbst Objekt werden und sich selbst benennen mit diesem kleinen Wort, das er nur auf sich selbst anwenden kann: ICH. Er hat nicht nur ein Bewußtsein der äußeren Welt, die ihn umgibt wie das Tier, er kann sich von dieser Welt unterscheiden und ein Selbstbewußtsein entwickeln. Das Ich ist keine Abstraktion, wie es gewisse Philosophen gemeint haben, sondern eine Ganzheit, genauso wirklich wie der physische Leib, der Ätherleib, der Astralleib, es ist — *der menschliche Geist.*

Aus diesem kommt die Kraft, die unserem Körper seine besondere Gestalt verleiht, die das Kind veranlaßt, sich aufzurichten, zu sprechen, zu denken. Und diese Kraft braucht, wie die anderen Wesensglieder, eine materielle Grundlage: *die Wärmeorganisation.* Wenn die Wärme in unserem Körper sich isolieren ließe, könnte man sehen, daß der Körper nicht überall gleich warm ist, daß die Wärme eine Struktur hat, eine Organisation, die man übrigens mit der Infrarotphotographie teilweise sichtbar machen kann. Daher ist es berechtigt, von einem Wärmeorganismus zu sprechen, durch den das Ich wirken kann, wie man im Hinblick auf den Astralleib von einem Luftorganismus und beim Ätherleib von einem Flüssigkeitsorganismus sprechen kann. Das zeigt folgende Übersichtstabelle:

Menschliche Wesensglieder	Organische Grundlage	Natur- elemente
Ich oder menschlicher Geist	Wärmeorganismus	Feuer
Seelen- oder Astralleib	Luftorganismus	Luft
Ätherleib	Flüssigkeitsorganismus	Wasser
Physischer Leib	Mineralischer Organismus	Erde

Tab. 1

Der Mensch hat mit dem Mineralreich gemeinsam seinen physischen Leib, mit dem Pflanzenreich seinen Ätherleib, mit dem Tierreich seinen Astralleib, aber er ist der einzige, der ein Ich oder einen menschlichen Geist besitzt.

Der Mensch und die Freiheit

Jedes dieser Reiche steht in einem gewissen Gegensatz zu dem Vorhergehenden. Genauso ist das Verhältnis des Menschen zum Tierreich. Das Tier ist ganz seinen Instinkten und Trieben unterworfen, der Mensch dagegen, dank seines Ichs, ist in der Lage, diese zu beherrschen. Er trägt in sich die *Möglichkeit* der Freiheit. Er kann seinen moralischen Vorstellungen entsprechend leben. Die Freiheit ist ihm nicht gegeben (sonst wäre sie ja keine Freiheit mehr), aber er kann sie durch seinen eigenen Willen erwerben. Leidenschaften, Triebe, Instinkte sind allen Menschen gemeinsam, in deren Beherrschung unterscheiden sie sich aber untereinander.

Die menschliche Individualität

Tiere derselben Art sind sich alle ähnlich, sie besitzen keine eigene Individualität. Dagegen ist jeder Mensch ein Wesen für sich, keiner gleicht dem anderen. Das zeigt sich bis in die physische Konstitution: So ist das Blut eines jeden Menschen keinem anderen gleich, jeder Fingerabdruck ist einmalig. Dennoch sichert nicht der physische Leib diese persönlichen Eigenschaften, es ist stets das Ich, das sich über Astralleib und Ätherleib darin abdrückt. In sieben Jahren wird die körperliche Substanz gänzlich erneuert, die menschliche Struktur könnte daher ohne das Einwirken des Ich auf den physischen Leib über Astral- und Ätherleib nicht aufrecht erhalten werden. Auf diese Erneuerung alle sieben Jahre hat R. *Steiner* seinerzeit mehrfach hingewiesen, der Nachweis ist erst in neuerer Zeit durch markierte Radio-Isotope möglich geworden.

Trotz alledem bewahren wir indessen unsere Identität. Unsere Substanz wandelt sich, unser Aussehen verändert sich nach und nach, unser Seelisches bildet sich um, trotzdem bleiben wir immer derselbe Mensch, reich an Erfahrungen, die wir im Laufe unseres Daseins gesammelt haben.

Beziehungen der vier Wesensglieder untereinander

Diese vier Wesensglieder stehen untereinander in enger Beziehung. Physischer Leib und Ätherleib sind nicht nur eng miteinander verbunden, sondern decken sich in Größe und Gestalt und werden erst im Tode voneinander getrennt. Es sind dies die beiden unteren, die physisch-ätherischen Wesensglieder; die anderen, die beiden oberen Wesensglieder, Astralleib und Ich, stellen ebenfalls eine eng zusammengehörige Einheit dar. Man kann sie jedoch nicht durch einen räumlichen Begriff fassen, sondern beide gehören nur im Hinblick auf das Bewußtsein zusammen.

Die Bindung der zwei oberen Wesensglieder einerseits und der unteren andererseits ist weniger eng und variabel. Während des Schlafes trennen sich die oberen Wesensglieder von den unteren. Der schlafende Mensch kann mit etwas Pflanzlichem verglichen werden, nur mit dem Unterschied: die oberen Wesensglieder hinterlassen dabei im Ätherleib des Menschen einen Abdruck. Nach und nach schwächt sich dieser Abdruck ab und da der Mensch nicht ohne diesen leben kann, inkarnieren sich Ich und Astralleib wieder, der Mensch erwacht. Wach- und Selbstbewußtsein sind an die Gegenwart von Ich und Astralleib in den unteren Wesensgliedern gebunden.

Im Augenblick des Todes trennt sich auch der Ätherleib noch vom physischen Leib, der in die mineralische Welt zurückgeht, dieser ganz und gar verfällt und sich auflöst.

2. KAPITEL

Der dreigegliederte Mensch

Die Dreigliederung des Menschen

Die Kenntnis der Natur der einzelnen übersinnlichen Wesensglieder führt folgerichtig zur Frage nach deren Beziehungen untereinander und deren Wirken auf die verschiedenen Teile des physischen Leibes.

Die Beobachtung des Leibes zeigt eine Polarität zwischen dem Oben und dem Unten des Organismus. Dem oberen Pol mit der fast vollkommenen sphärischen Form des Schädels, stehen am unteren Pol die Glieder gegenüber, die sich strahlenförmig immer weiter auffächern. Die Schädelknochen sind eine solide harte Hülle für die im Innern gelegenen weichen Teile, in den Gliedern dagegen sind die harten Teile im Innern gelegen. So gleicht der Mensch durch seinen Kopf einem wirbellosen, durch seine Gliedmaßen einem Wirbeltiergeschöpf. Dieser Strahlencharakter wird noch deutlicher, wenn man die Knochen zählt: Es gibt einen Knochen am Oberschenkel, zwei am Unterschenkel und fünf „Strahlen" an den Füßen.

Oberer und unterer Pol brauchen jedoch noch ein Verbindendes, eine Mitte, ohne die diese beiden allein nicht existieren könnten. Das ist der Thorax. Im ganzen gesehen ist der Brustkorb noch sphärisch genau wie der Kopf gebildet, doch jede einzelne Rippe zeigt das Längliche der Gliedmaßen. Im Innern des Brustkorbes liegen weiche Teile, der Brustkorb selbst ist aber von einer mächtigen Muskulatur umgeben. Die Wirbelsäule ist als Ganzes lang gestreckt, von Muskeln umgeben wie eine Gliedmaße, während jeder einzelne Wirbel für sich genommen einen kleinen Kopf darstellt, der die weichen Teile des Rückenmarks umhüllt.

Physiologische Gesichtspunkte der Polarität

Was die Anatomie zeigt, findet sich ähnlich im Physiologischen, im Funktionellen. Mit Ausnahme des Unterkiefers können die einzelnen Schädelknochen nicht gegeneinander bewegt werden, die Gliedmaßen am entgegengesetzten Pol des Körpers sind dagegen extrem beweglich. Die Thoraxknochen besitzen nur einen geringen Beweglichkeitsgrad, sie werden rhythmisch bewegt wie die Organe, die sie schützen. So wird das mittlere Gebiet mit Recht das rhythmische System genannt.

Während Licht, Ton, Luft und Nahrungsmittel zentripetal am Kopfpol aufgenommen werden, scheidet der Körper zentrifugal am unteren Pol aus. Zwischen beiden aber stellt das rhythmische System das Gleichgewicht, die Harmonie zwischen unten und oben her. Das Nerven-Sinnessystem, das sich hauptsächlich am oberen Pol lokalisiert, ist das Instrument des Empfindens, des Denkens und des Bewußtseins. Der untere Pol ist der der Bewegung, des Stoffwechsels, der eigentlich auch Bewegung ist; so findet sich eine Stoffumsetzung in der Muskulatur ebenso wie im Verdauungsapparat. Hier im unteren Pol ist der Willen verankert. Zwischen oben und unten, dem Denken und dem Wollen und beides miteinander harmonisch verbindend, liegt das Rhythmische System, die Grundlage des Gefühls, des Affektes.

Dreigliederung als allgemeiner Begriff

Nicht nur der ganze Mensch ist dreigegliedert, sondern in jedem menschlichen Organ, in jedem auch noch so kleinen Teil, findet sich diese Dreigliederung wieder. So überwiegt zwar im Kopfschädel, im sphärischen Element, der obere Pol mit der nervösen Substanz, der Unterkiefer dagegen erinnert mit der Beweglichkeit seiner Muskulatur und seinen Speicheldrüsen an den unteren Pol. Die Nase entspricht dem Rhythmischen System, mit dem sie durch die Atemwege so zusammenhängt wie der Mund mit dem Verdauungsapparat. Trotzdem überwiegt in diesen drei Teilen des Kopfes das Sphärische, das Nerven-Sinnesmäßige. Wir können diese drei Teile aber auch am unteren Pol finden: So hat der Femur auch einen Kopf, verbunden mit dem langgestreckten Schaft — der eigentlichen Gliedmaße — durch den Hals, der die mittlere Region darstellt. Am Fuß erinnert der Talus an den Kopfpol, die Zehen dagegen an den strahlenförmigen Charakter der Glieder.

Die Vielfalt des menschlichen Wesens

Die Vielfalt der dreigegliederten Gestalt zeigt sich überall, so auch bei der Betrachtung des Fußes. Wenn auch der Talus durch seine runde

Form an den Kopfpol erinnert, läßt seine Funktion, die Art, wie er lebhaft den Kontakt mit dem Boden aufnimmt, an das willensmäßige Element des unteren Poles denken. Ganz besonders deutlich zeigt sich das, wenn der Mensch vor Zorn mit den Füßen stampft. Die Zehen dagegen sind ihrer Bauart nach „Glieder", mit ihrem Reichtum an Nervengeflechten und in der Art wie sie den Boden abtasten können, gleichen sie Organen des Nerven-Sinnessystems. Wir haben hier eine Art Paradoxon, da Form und Funktion getrennt sind.

Solche scheinbaren Widersprüche finden sich öfters beim Studium des menschlichen Wesens. Die wirkliche Natur des Menschen kann nur erkannt werden, wenn die Ausdrucksform richtig durchschaut wird. Im vorliegenden Fall, beim Fuß, wird das Doppelsinnige deutlich, wenn man sich den Sinnesprozeß als Ganzes vorstellt. Die Wahrnehmung ist ein rein neurosensorieller Vorgang, aber in den tastenden Zehen gibt es einen „Wahrnehmungswillen", einen Willens- und Empfindungsprozeß, der zur gleichen Zeit die Erde wahrnehmen, berühren und fühlen kann. Man könnte annehmen, der Nerven-Sinnesapparat sei dadurch veranlaßt worden, seine Fasern bis in das Äußerste der Glieder auszudehnen. Dieser Willensimpuls findet sich übrigens auch bei anderen Sinnesprozessen: wenn wir beispielsweise den Blick auf irgend etwas *richten* und wenn wir auf etwas ganz genau *hinhören*.

Ähnliches kann bei der Hand beobachtet werden: einmal schließt sie sich zur Faust — ein Kopf en miniature — Symbol des Willens, oft sogar des Widerspruchwillens, dann wieder öffnet sich die Hand und ist ganz fühlendes, tastendes Organ, und wenn wir unserem Nächsten die Hand geben, wird sie zum rhythmischen Instrument im sozialen Kontakt.

All das zeigt die Notwendigkeit, sich ein lebendiges Denken zu bewahren, wenn man den Menschen verstehen will. Ein zu schematisches, zu trockenes, intellektuelles Denken ist dazu nicht in der Lage. Das kann nur zerlegen, kann nur das Tote begreifen, genau wie der Analytiker, der *zunächst* eine lebende Substanz abtöten muß, um sie aufschlüsseln zu können.

Auch wenn der Nerven-Sinnespol, das Stoffwechsel-Gliedmaßensystem und das beide verbindende Rhythmische System im einzelnen betrachtet werden können, ist der Mensch doch ein Ganzes und muß in seiner Gesamtheit gesehen werden.

Wechselspiel der beiden Pole

Wenn wir uns ein Stück Zucker auf die Zunge legen, empfinden wir süß; es ist dies ein Nerven-Sinnesprozeß, der uns die Qualität dieser Substanz auf unserer Zunge bewußt macht, aber nur als ein Teil des ganzen Geschehens. Tatsächlich ist der ganze Organismus daran beteiligt, er bereitet sich auf den Genuß vor, den Zucker aufzunehmen, zu verdauen und dorthin zu transportieren, wo ihn der Organismus braucht. Davon nehmen wir aber nur den Nerven-Sinnesprozeß wahr. Sobald der Bissen den Pharynx passiert hat, läuft alles weitere völlig unbewußt ab. Umgekehrt haben Prozesse am Stoffwechsel-Gliedmaßenpol wieder einen gewissen Bezug zum Kopfpol: Wir nehmen bewußt unsere Bewegungen wahr und können sie dadurch kontrollieren.

Normalerweise sind beide Pole im Gleichgewicht, überwiegt aber einer, dann muß das Rhythmische System, dessen Hauptorgan das Herz ist, das Gleichgewicht wieder herstellen. Als eine Art Sinnesorgan nimmt es wahr, was von oben und von unten kommt, und andererseits reguliert es wie ein Wehr den Blutstrom, damit beide Richtungen in Einklang gebracht werden. Eines der größten Hindernisse für die weitere Erkenntnis der Kreislaufphysiologie ist die mechanistische Auffassung, die das Herz als Pumpe ansieht. Dieses Vorurteil haftet heute noch fest im Bewußtsein, so daß es sehr schwer ist, sich davon freizumachen.

In Geisteswissenschaft und Medizin (Gesamtausgabe 312, S. 36) sagt *Rudolf Steiner*[1]:

„Es findet eine Wechselwirkung statt, die zunächst besteht zwischen den flüssig gewordenen Nahrungsstoffen und zwischen dem, was luftförmig von dem Organismus durch die Atmung aufgenommen wird. Diese Wechselwirkung, sie ist genau zu studieren. Diese Wechselwirkung besteht in ineinanderspielenden Kräften. Und dasjenige, was da ineinanderspielt, das, möchte ich sagen, staut sich vor seinem gegenseitigen Ineinanderspiel im Herzen. Das entsteht als ein Stauorgan zwischen dem, was ich nun ferner nennen möchte die untere Betätigung des Organismus, Nahrungsaufnahme, Nahrungsverarbeitung, und den oberen Tätigkeiten des Organismus, zu deren unterster wiederum ich rechnen möchte die Atmung. Ein Stauorgan ist eingeschaltet, und das Wesentlichste da-

---

[1] *Steiner, R.:* Geisteswissenschaft und Medizin. Dornach 1961.
— : Von Seelenrätseln.

bei ist, daß die Herztätigkeit eine Folge der Wechselwirkung ist zwischen dem flüssig gewordenen Nahrungsstoff, also zwischen der Nahrungsflüssigkeit und der von außen aufgenommenen Luft. Alles dasjenige, was sich im Herzen ausdrückt, was man im Herzen beobachten kann, muß als eine Folge betrachtet werden und ist zunächst einmal mechanisch zu nehmen."

Experimentelle Bestätigung

Erst vor kurzem konnte diese Auffassung des Herzens als Gleichgewichtsorgan von zwei verschiedenen Seiten aus bestätigt werden. Einmal verlegte Prof. *Manteuffel*[1] bei Hunden in einem Experiment das Herz außerhalb des Kreislaufs. Dabei stieg das Minutenvolumen beträchtlich an. Wäre das Herz eine Pumpe, so hätte das Minutenvolumen sich vermindern müssen, und der Kreislauf wäre zum Stillstand gekommen; dieser wurde aber aufrecht erhalten, obwohl die „Pumpe" weggefallen war.

Zum anderen findet sich dasselbe beträchtlich vermehrte Minutenvolumen bei Kindern, die gewisse Herzmißbildungen haben. Prof. *Manteuffel* zitiert den Fall eines Mädchens, 9 Jahre alt, 25 kg schwer, das ein Minutenvolumen von 11,3 l hatte. 16 Tage nach der in den USA ausgeführten Operation betrug das Minutenvolumen 1,45 l, d. h. es war normal. Andere Beobachtungen von *Schreiber* und *Rothschild*[2] ergaben Ähn-

[1] *Manteuffel-Szoege, L., Gonta, J.:* Réflexions sur la nature des fonctions mécaniques du coeur. Minerva Cardioangiolica Europaea, VI, 261—267, 1958.
—, *Turski, C., Grundmann, J.:* Remarks on energy sources of blood circulation. Bull. Societé Intern. Chirurg., XIX, 371—374, 1960.
— : Observations on energy sources of blood circulation. Polish Med. Science and Hist. Bull., III, 86, 1960.
— : Energy sources of blood circulation and the mechanical action of the heart. Thorax, XV, 47, 1960.
— : New observations concerning the haemodynamics of deep hypothermia. Journ. Cardiovas. Surg. III, 316, 1962.
— : Haemodynamic disturbances in normo and hypothermia with excluded heart and during acute heart muscle failure. Journ. Cardiovas. Surg., IV, 551, 1963.
— : On stopping and restarting of circulation in deep hypothermia. Journ. Cardiovas. Surg., V, 76, 1964.
—, *Michalowski, J., Grundmann, J., Pacocha, W.:* On the possibilities of blood circulation continuing after stopping the Heart. Journ. Cardiovas. Surg., VII, 201, 1966.
[2] *Schreiber, S. S., Rothschild, M. A.:* Blood volume and heart. Progress in Cardiovasc. Diss. IV, May 6th, 1962.

liches. So wissen Embryologen, daß die Blutzirkulation vor der Herzentwicklung und dessen Tätigkeit auftritt. Und es wird sich zeigen, wie fruchtbar diese Anschauung für die Behandlung von Herzkrankheiten ist. Wenn man schon das Herz mit einer Maschine vergleichen will, dann noch am ehesten — so sagt *Rudolf Steiner* — mit einem hydraulischen Widder.

Der Lebens- und der Todespol

Bei einer eingehenderen Betrachtung der Tätigkeiten der beiden Pole des Organismus finden sich am unteren Körperpol, dem Bewegungs- und Stoffwechselpol (schließlich ist jeder Austausch von Substanzen eine Art Bewegung) intensives Leben, d. h. eine lebhafte Tätigkeit des Ätherleibes. Die ständige Regeneration der Darmzellen, die massenhafte Zellproduktion in den Fortpflanzungsorganen sind ausgesprochen ätherische Prozesse, Äußerungen des Lebens. Demgegenüber überwiegen am Nerven-Sinnespol Todesprozesse, am deutlichsten an der Nervenzelle, die sich nicht mehr regenerieren kann; diese ist beinahe abgestorben. Fehlen dabei aber die Ätherkräfte gänzlich am oberen Pol?

Metamorphose der Ätherkräfte in Denkkräfte

Hier am oberen Pol herrscht das Gesetz der Kompensation, der Metamorphose. Die Ätherkräfte, die nicht mehr in den Nerven-Sinnesorganen tätig werden, stehen jetzt einem anderen Bereich zur Verfügung. Regeneration, Bildefähigkeit, Beweglichkeit — dieser unendliche Formenreichtum, der das Leben charakterisiert — alle diese Fähigkeiten, die den Ursprung in den Ätherkräften haben, finden sich nun wieder in unseren Gedanken. Wir können in Gedanken leben, uns die vielfältigsten Bilder vorstellen, mit den Gedanken spielen, sie miteinander verbinden, unterdrücken und von neuem schaffen in einer Vielfalt, wie wir sie nur in der Pflanzenwelt finden. Das alles tun die Ätherkräfte am oberen Pol; während sie am unteren Pol in der ungeheuren Lebendigkeit des Stoffwechsels wirken, werden am oberen Pol keine Substanzen verwandelt, sondern Gedanken gebildet, miteinander verwoben. Infolgedessen sind Ätherleib und physischer Leib am oberen Pol viel lockerer miteinander

30

verbunden. Und weil diese Ätherkräfte metamorphosiert sind, stehen sie nun Astralleib und Ich zur Verfügung und wirken damit jetzt im See-lisch-Geistigen.

Die 2 Seiten des Ernährungsprozesses

Die Nahrungsmittel, die wir aufnehmen, sind unserem Körper fremd, sie haben außermenschliche Eigenschaften. Damit sie vom Körper aufge-nommen werden können, müssen die ihnen eigenen Ätherkräfte abgeson-dert werden. Das geschieht im Verdauungstrakt. Dort werden sie unter dem Einfluß der Astralkräfte, die vom oberen Pol ausgehen, abgebaut und von den dem Menschen fremden Ätherkräften getrennt. Das Wesentlichste des Verdauungsprozesses ist dabei die Anstrengung des Körpers, dieses Fremdätherische zu überwinden — und dadurch wird er gestärkt. Es sind daher nicht so sehr die Substanzen als die aufgebotenen Kräfte wichtig.

Nachdem diese Substanzen ihres Fremdäthers entkleidet worden sind, durchdringen sie die Darmwand, werden neu aufgebaut und auf der anderen Seite der Darmwand mit menscheneigenen Äther- und Astral-kräften imprägniert. Der Astralleib handelt hier also von den beiden Polen des Organismus ausgehend in entgegengesetzter Richtung, vom Kopfpol her induziert er abbauende, vom Stoffwechselpol aus aufbauen-de Prozesse. Im Rhythmischen System pendeln die Astralkräfte stets zwi-schen diesen beiden Tendenzen hin und her.

Bindungen zwischen Astralleib und Organismus

Wie wir gesehen haben, braucht der Astralleib, um seine Tätigkeit ent-falten zu können, als Grundlage das Luftelement. Unter normalen Bedin-gungen ist dieses luftförmige Element am unteren Pol nicht frei, sondern im Flüssigen gelöst; der Astralleib ist dort innig mit dem Organismus verbunden. Im Rhythmischen System macht sich der Astralleib zum Teil frei, nimmt seine luftförmige Grundlage mit, die darin rhythmisch in frei-em Zustand erscheint. Er wird, weil er hier nicht mehr in Stoffwechsel-prozessen tätig werden muß, frei für das Gefühlsleben. So wird verständ-lich, warum unser Seelenleben so eng an das Rhythmische System gebunden ist. Es pendelt beständig zwischen den beiden Polen der Sympathie und der Antipathie hin und her, einem seelischen Atmungsvorgang vergleichbar.

Zusammenwirken von Astralleib und Ich

Wenn am Stoffwechselpol Astralleib und Ich in Prozessen tätig werden, mit denen sie eng verbunden sind, so wirken sie in ganz anderer Weise am Nerven-Sinnespol. Hier, nachdem sie sich die Sinnesorgane „ihrem Bilde entsprechend" gebildet haben, ziehen sie sich daraus wieder zurück; sie haben sich nur eine Art Spiegel geschaffen. Das erst ermöglicht die Wahrnehmung, das Bewußtwerden; das Wachbewußtsein wäre völlig unmöglich, wenn Ich und Astralleib in diesen Organen tätig blieben. Es müssen daher die Nerven-Sinnesorgane völlig frei bleiben, um äußere Eindrücke aufnehmen zu können. Wir haben gesehen, daß die Kräfte des Astralleibes, die vom oberen Pol aus tätig werden, Abbauprozesse induzieren, um die aufgenommenen Substanzen abzubauen. Dieselben Kräfte bewirken vom oberen Pol aus, jedesmal, wenn sie tätig werden, d. h. beim Wahrnehmen, beim Bewußtwerden, einen gewissen Organabbau. Durch das Ich dagegen wird mehr als nur abgebaut, es kommt zu einem richtigen Todesprozeß. Und nur weil ein Teil des Ätherleibes noch mit diesen Organen verbunden geblieben ist, werden diese nicht ganz zerstört, sondern können sofort wieder aufgebaut werden. Hier zeigt sich wieder der Gegensatz zwischen den unteren Wesensgliedern, physischem Leib und Ätherleib und den oberen, Astralleib und Ich.

Der Gegensatz zwischen Bewußtsein und Leben

Bewußtseinsprozesse bedingen so eine Dämpfung der lebendigen Prozesse. Deshalb muß sich das Leben aus unseren Sinnesorganen zurückziehen, darum wächst ein Nerv nicht weiter, darum gleicht ein Auge mehr einem physikalischen Apparat. Spielen sich aber Stoffwechselprozesse dort ab, wo sie normalerweise nicht tätig sein sollen, z. B. bei einer Entzündung des Auges oder des Ohres, so werden diese Organe unfähig zur Wahrnehmung. Schon eine einfache Konjunktivitis beeinträchtigt erheblich das Sehen; und ein krankes Ohr kann nicht mehr hören. So kommt man nach und nach zu ganz neuen Krankheitsbegriffen.

3. KAPITEL

Gesundheit und Krankheit

Die Sektion eines menschlichen Leichnams ermöglicht keine Aussage, die zum Verständnis einer Krankheit führen könnte, die Autopsie zeigt uns nur die Folgen, nicht aber die Ursachen einer Krankheit.

Bewußtsein und Krankheit

So ist ein Merkmal einer Krankheit die Änderung unseres Bewußtseinszustandes. Eine einfache Migräne, genauso wie ein Gichtanfall, bewirkt eine Veränderung unseres Bewußtseins, wir fühlen uns nicht wohl. Wir nehmen durch die Tatsache, daß wir krank sind, organische Prozesse wahr, die sonst unbemerkt bleiben. Wir fühlen uns dann wohl, wenn wir die Organtätigkeit nicht wahrnehmen; wir nehmen diese nur wahr, wenn ihre Funktion gestört ist. Bewußtseinsprozesse gehören normalerweise zu unserem Nerven-Sinnessystem, an den Kopfpol. Dort ist ihr richtiger Platz. Verlagern sie sich an den Stoffwechselpol oder ins rhythmische Gebiet, dann ist das krankhaft, anormal.

Verlagerung von Nerven-Sinnesprozessen

Wir haben gesehen, daß bei Bewußtseinsprozessen Astralleib und Ich anwesend sein müssen und daher von Abbau- und Todesprozessen begleitet werden. Wenn diese Prozesse zu betont sind, ergreifen sie den übrigen Körper: Sie rufen dann mehr oder weniger Mißempfindungen hervor, vom einfachen Unbehagen an bis zu Schmerzen und Krämpfen. Gleichzeitig werden Stoffwechselfunktionen und Bewegungen gehemmt. Der Organismus hat als Ganzes — wie auch das einzelne Organ — die Tendenz, zu sehr Kopf zu werden. Bewußtseins- und Abbauprozesse werden verstärkt auf Kosten von Aufbau und Regeneration. Wir haben die Frucht vom Baume der Erkenntnis gepflückt und dabei ist uns die vom Baume des Lebens verloren gegangen! Die Krankheit erscheint so als Verlagerung, als ein Überwiegen der astralischen über die Ätherkräfte. Was an eine bestimmte Stelle hingehört, wird, an einem anderen Ort im Organismus verlagert, dort zur Krankheit.

Rückwirkungen auf den physischen Leib

Soweit sich die anormalen Tätigkeiten des Astralleibes und des Ich nur auf den Ätherleib auswirken, bleiben diese im Bereich des Funktionellen; wirken diese Kräfte aber länger, dann wird der physische Leib in Mitleidenschaft gezogen und wie durch einen Stempeldruck deformiert. Das sind dann die Veränderungen, die sich bei der Autopsie zeigen und die wohlgemerkt ihrerseits Symptome hervorrufen können.

Im anderen Falle, wenn der Ätherleib genügend stark ist, um die Wirkung von Astralleib und Ich aufzufangen, manifestieren sie sich nicht einmal im Funktionellen, sie bleiben latent. Das geschieht aber nur anfangs, solange der Ätherleib noch die Kraft hat, die Harmonie aufrechtzuerhalten.

Gesundheit: ein labiles Gleichgewicht

Gesundheit erscheint so als ein labiles Gleichgewicht, das ständig in Ordnung gehalten werden muß, wobei der große Störenfried, der Astralleib, der große Heiler aber unser Ätherleib ist. Unsere Instinkte, unsere Leidenschaften und unsere Triebe werden vom Astralleib beeinflußt. So können wir verstehen, daß der Mensch, bei dem ein Teil der Ätherkräfte in Denkkräfte metamorphosiert worden ist, für Krankheiten viel anfälliger ist als weniger entwickelte Wesen, bei denen die Ätherkräfte nur der Regeneration dienen.

Die Verschiebung zum oberen Pol

So scheint das Überwiegen des Astralleibes nur zu Krankheiten zu führen, doch auch das Gegenteil ist möglich: Ungenutzte freie Ätherkräfte können, wenn das Ich nicht genügend stark ist, um sie umzuwandeln, von sich aus wuchern. Es kommt dann zu einem anormalen vegetativen Wachstum, zu Wucherungen, zu Tumorbildungen.

So finden sich zwei verschiedene Gesichtspunkte der Krankheitsentstehung. Einerseits kann der Ätherleib überfordert sein und die Kräfte, die er nötig hätte, um den Organismus regenerieren zu können, werden ihm entzogen; andererseits bleiben freigewordene Ätherkräfte ungenutzt und machen ihrerseits den Menschen krank. Dieses Überwiegen des Ätherischen wird übrigens stets von einer Bewußtseinsminderung, einer gewissen Bewußtseinstrübung begleitet.

Die Wirkungen einer vorzeitigen Intellektualisierung

Es kann heute häufig beobachtet werden, daß die für den kindlichen Körper notwendigen aufbauenden Kräfte durch die vorzeitige Einschulung der Kinder ihre intellektuelle Entwicklung beschleunigen, bevor der Organismus die dazu notwendigen Ätherkräfte freigesetzt hat. Zwar kann die intellektuelle Entwicklung auf Kosten der Ätherkräfte beschleunigt werden, aber das birgt große Gefahren in sich; vorzeitiger Entzug der Ätherkräfte schadet der Gesundheit, auch wenn sich das nicht sofort bemerkbar macht, zeigen sich die Folgen oft zeitlebens.

Die trügerischen Symptome

Das ist scheinbar alles ganz einfach. In der Praxis ist es aber oft recht schwierig zu entscheiden, woher eine Krankheit kommt. Die Symptome, die wir beobachten, sind Antworten, Reaktionen des Organismus, die ganz ähnlich aussehen und doch verschiedene Ursachen haben können. Wenn z. B. die Kräfte vom Kopfpol aus die Nahrungsmittel nur ungenügend abbauen und ihre Ätherkräfte nicht ganz abscheiden, so wird dieser Rest eine Anregung für eine pathologische Darmflora, was zu Gärungen führt, die sich durch Blähungen äußern. — Aber es kann auch der Astralleib gewissermaßen eine Stufe tiefer sinken und das, was er normalerweise auf Lungenniveau bewirkt, das Abscheiden der Kohlensäure, im Magen oder Darm vollziehen. Das führt zu Luftansammlung im Magen oder Darm, was wie Blähungen aussieht und doch durch etwas anderes als Gärung bewirkt ist. Es kann auch vorkommen, daß die verschiedenen Phasen, die zu der einen oder anderen Richtung gehören, zeitlich aufeinanderfolgen, die zweite als Reaktion auf die erste.

Umkehr der Kräftewirkungen im zeitlichen Ablauf

So treten z. B. bei einer Verletzung zunächst Schmerz und Entzündung als Ausdruck der Tätigkeit des Astralleibes (Schmerz) und des Ich

(Wärme) auf. Danach folgt eine proliferative Phase, in der der Ätherleib die zerstörten Gewebe wiederherstellt, und daran schließt sich als Drittes die Phase der Festigung und der Verhärtung des neugebildeten Gewebes an. Danach zieht sich der Ätherleib wieder aus der Wundzone zurück und der Astralleib wird wieder tätig, was dem Patienten als Juckreiz bewußt wird. Wird eine dieser Phasen verlangsamt, dann verzögert sich die Heilung. Wird die erste Phase der Wundheilung verlängert und greift die zweite Phase nicht richtig ein, dann zeigt die Wunde keinerlei Heilungstendenz. Überschreitet dagegen die zweite Phase das nötige Maß (oft als Folge einer übertriebenen Desinfektion), so kommt es zur Bildung überschüssiger Proliferationen, oft entstehen dann Keloide.

Überlegungen über die Ursachen der Krankheit

Wichtig ist für die Praxis die häufige — vielleicht sogar die konstante — Polarität, d. h. das Krankheitssymptom erscheint an einer anderen Stelle als die Krankheitsursache, z. B. bei den leberbedingten Dermatosen. Diese Polarität findet sich z. B. auch bei der Otitis, bei der sich ein Stoffwechselprozeß mit Entzündung, Gewebeauflösung und Eiterbildung am Nerven-Sinnespol manifestiert. Deshalb sind Patienten, bei denen der Stoffwechselpol überwiegt, mehr in dieser Art anfällig. Man muß daher die Symptome ihrer Bedeutung nach erkennen, werten und stets auf das dazugehörige Geschehen am anderen Pol achten.

Man muß die Ursachen behandeln, nicht die Symptome

Die Diagnose Pneumonie löst im allgemeinen einen beachtlichen therapeutischen Impuls aus: Die eine Schule verschreibt in diesem Falle Antibiotika, die in Wirklichkeit nur eine Palliativmaßnahme darstellen, nur das Symptom der Mikrobeninfektion bekämpfen. Die Beseitigung dieser Symptome ist in keinem Falle eine tatsächliche Heilung, sie drängt nur die Krankheitserscheinungen zurück, die sich dann von neuem, in derselben oder in einer anderen Weise — oft allerdings viel heimtückischer und chronischer — festsetzen. D. h. man hat es dann mit einem verschleppten Zustand zu tun.

Die Pneumonie

Ein Symptom der Pneumonie ist die Hepatisation der Lunge. Dieser stark bildhafte Ausdruck bezeichnet wirklich, was sich dabei abspielt: Ein Teil der Lunge nimmt die Konsistenz der Leber an, sie wird zu einem Organ, das der Leber ähnelt, zu einem Stoffwechselorgan. Das ganze Geschehen sieht so aus, als ob ein in der Leber normaler Prozeß, auf ein höheres Niveau, in den Bereich der Lunge gerückt wäre. Zweifellos gilt das nur bis zu einem gewissen Grade, weil die Konstitution der Lunge das nicht zuließe. Was in der Lunge geschieht, ist ja nur ein Spiegelbild. Gelingt es uns aber, diese auf die Lunge übergreifenden Prozesse ins Normale zurückzuführen, haben wir dann nicht viel besser geheilt, als wenn nur Keime vernichtet worden sind, die sich sowieso nur sekundär in einem schon kranken Organ angesiedelt haben? Eine solche Restrukturierung ist möglich. Das Heilmittel dafür ist: *Antimon* und hier insbesondere *Tartarus stibiatus.* Wir haben hier nur einen Aspekt der Krankheit gleichsam als Beispiel betrachtet. Eine noch eingehendere Betrachtung führt dann noch zu anderen Heilmitteln z. B. zu *Phosphor* bzw. *Ferrum phosphoricum,* doch davon später.

Medizin als Erziehung zum Denken

Dieses Beispiel soll uns anregen, zu versuchen, selbst zu begreifen, was in einer Krankheit vorgeht. Solche Verhältnisse zwischen Pathologie und Therapie können nicht nur intellektuell gedacht werden, sie verlangen vom Arzt eine meditative Vertiefung, ein viel wacheres Bewußtsein, als das heute alltägliche. Es ist dies kein leichter Weg; demjenigen aber, der sich bewußt bemüht, diese unmittelbare Erkenntnis des Krankheitsgeschehens sich zu eigen zu machen, öffnen sich viel größere Möglichkeiten, heilend zu wirken, als bisher.

Die Bedeutung der seelischen Faktoren

Für die Beurteilung der Symptomatik sind seelische Symptome nicht minder wichtig als körperliche. Die Einteilung in körperliche oder geistige Krankheiten ist recht schematisch und nur in wenigen Fällen gerechtfertigt, die Grenze zwischen beiden Kategorien ist fließend. Jede Affektion geht mit Bewußtseinsveränderungen einher, und es gibt keine sogenannte Geisteskrankheit, die nicht von körperlichen Veränderungen begleitet wird. Der Körper oder genauer, der physisch-ätherische Zusammenhang ist das Werkzeug des Seelisch-Geistigen. Wie könnte aber dieses richtig eingreifen, wenn jener defekt ist? Es verwundert deshalb nicht, daß psychische Symptome organische Störungen besser erkennen lassen. Bei Veränderungen gewisser Organe finden sich charakteristische psychische Symptome; so kann man verschieden geartete Angstzustände als seelischen Ausdruck bei der Erkrankung bestimmter Organe finden. Die Homöopathen haben das empirisch festgestellt, aber so fruchtbar diese Empirie für die Praxis ist, so wenig kann sie dem Durchschauen eines Prozesses dienen. Wir müssen diese Abläufe verstehen, die verschiedenen Beobachtungen gedanklich zu durchdringen lernen. Wir können uns in diesem gegenwärtigen Bewußtseinszustand der Menschheit nicht mit Glauben, Tradition, Dogma oder irgendwelchen Theorien zufrieden geben, sondern nur mit den Ergebnissen eines exakten Denkens.

Nachdem so die Beziehungen der Krankheiten zu unseren Bewußtseinszuständen dargestellt worden sind, wäre die Frage gerechtfertigt, warum der Astralleib krankmachend wirkt. Die Antwort übersteigt aber den Rahmen dieses medizinischen Buches, es wird daher auf andere anthroposophische Werke verwiesen[1].

---

[1] *Steiner, R.:* Die Geheimwissenschaft, Gesamtausgabe Nr. 13.

4. KAPITEL

Hysterie und Neurasthenie

Es wurde schon gezeigt, daß die gegenseitigen Beziehungen zwischen dem Körperlichen und dem Seelisch-Geistigen an den beiden Polen des Organismus nicht gleich sind.

Die Wesensglieder am unteren Pol

Am unteren, dem Stoffwechsel-Gliedmaßenpol, steht das Ich in enger Verbindung mit den anderen Wesensgliedern, genauer gesagt, das Ich wirkt dort *durch* und *mit Hilfe* von Astralleib, Äther- und physischem Leib. Diese mittelbare Tätigkeit überträgt sich auf den Organismus über Prozesse des Aufbaus, der Regeneration und Belebung durch den Blutkreislauf im ganzen Organismus bis zum Nerven-Sinnespol hinauf. Dieser Kreislauf wird geregelt und rhythmisiert durch das Herz; und obwohl er sich auf den ganzen Körper ausdehnt, hat er seinen Ursprung im Stoffwechselpol.

Die Wesensglieder am oberen Pol

Am Nerven-Sinnespol dagegen sind die verschiedenen Wesensglieder voneinander getrennt[1]. Hier verbindet sich das Ich, statt über die dazwischenliegenden, aufeinanderfolgenden Wesensglieder zu wirken, direkt mit dem Organismus. Diese Ich-Tätigkeit geht über die Nervenbahnen und regt Abbau-, Todes- und Strukturprozesse an[2].

---

[1] Der Ausdruck „getrennt" gibt die Wirklichkeit nicht richtig wieder, denn so ein räumlicher Begriff kann eigentlich nicht auf diese nicht-materiellen Wesensglieder angewendet werden. Wir können jedoch damit arbeiten, wenn wir uns bewußt sind, daß dieser Begriff nur ein *Bild* der Wirklichkeit ist.

[2] Es mag paradox erscheinen, Abbau und Struktur miteinander zu verbinden, dennoch hat in der lebendigen Welt ein Organ um so mehr Form, je weniger es vital ist, so z. B. ist das sehr stark durchgestaltete Nerven-Sinnessystem unfähig, sich zu regenerieren. Ein Kind dagegen ist viel weniger geformt, dafür aber sehr vital. Übertriebene Strukturierung führt zum Tod, genau wie wenn ein Bildhauer auf der Suche nach der Idee der Form immer weiter abstrahiert und schließlich statt einer Statue nur noch einen Haufen Trümmer übrig behält.

Das Wirken der oberen Wesensglieder in den Organismus

Der Kräftestrom, der vom Stoffwechselpol ausgeht, belebt die Substanzen, er „ätherisiert" sie; der andere, der vom Nerven-Sinnespol ausgeht, mineralisiert sie, tötet sie ab, dafür aber macht er Denk- und Bewußtseinsprozesse möglich. Was vom oberen Pol aus abgetötet wird, muß vom unteren Pol aus wiederbelebt werden, sonst stirbt der Organismus ab. Und beide Kräfteströme werden durch das Wirken des Rhythmischen Systems ständig ausgeglichen, vor allem durch das Herz. Der Vollständigkeit halber sei noch auf zwei weitere aber schwächere Kräfteströme des Abbauens und der Regeneration hingewiesen, worauf aber in diesem Zusammenhang nicht näher eingegangen werden soll[1].

Das Gleichgewicht zwischen diesen verschiedenen Kräfteströmen ist nicht bei allen Menschen gleich, und das Überwiegen des einen über den anderen schafft verschiedene Krankheitsdispositionen.

Die hysterische Tendenz

Die Abbauprozesse, die durch die oberen Kräfteströme induziert werden, spielen eine wichtige Rolle bei der Verdauung. Bevor die Nahrungsmittel die Darmwand passieren können, müssen sie erst ihre charakteristischen Eigenschaften verlieren, sie müssen abgebaut, d. h. nahezu ganz zertrümmert werden. Angenommen, die oberen Kräfteströme seien zu schwach, um den vollständigen Abbau der Nahrungsmittel zu bewirken, so behalten diese ihre charakteristischen Eigenschaften im Innern des Organismus, verhalten sich damit wie Fremdkörper mit den chemischen und physikalischen Eigenschaften der äußeren Welt, damit aber dringen fremde Substanzen in den Körper ein. Die sich daraus ergebenden Störungen hat *Rudolf Steiner* mit *Hysterie* bezeichnet. Der Ausdruck Hysterie gilt nicht nur für psychische Symptome, sondern auch für eine Menge anderer Störungen. Was die Psychiater „Hysterie" nennen, ist nur der besonders auffallende seelische Wesenszug dieses Zustandes.

---

[1] Siehe dazu: *Steiner, R.:* Der unsichtbare Mensch in uns. Dornach, 11. 2. 1923.

Die hysterische Tendenz und die neurasthenische Tendenz

Im Gegensatz dazu kann es vorkommen, daß die oberen Kräftewirkungen, die den Abbau hervorrufen, zu intensiv sind. Das Ich erschöpft sich dann am oberen Pol, und es bleibt ihm nicht mehr genügend Kraft, um am unteren Pol richtig über Astral-, Äther- und physischen Leib in die Prozesse der Nahrungsmittelverarbeitung einzugreifen. Das Obere wird von den Todes- und Abbauprozessen ergriffen; der Organismus wird nun zu „geistig", wir könnten auch sagen, zu „intellektuell". Der ungenügende Aufbau aber äußert sich dann in einer Tendenz, Abfallstoffe zu speichern, die sich im Organismus ablagern und als Fremdkörper im Innern bestehen bleiben. Für diese andere Störung, bei der die Abbauprozesse überwiegen, hat R. *Steiner* den Ausdruck *Neurasthenie* gewählt, der wieder viel weiter zu fassen ist, als der Begriff Neurasthenie in der Psychiatrie.

Von der Polarität dieser beiden krankmachenden Tendenzen, der Hysterie und der Neurasthenie sollte man sich ein ganz lebendiges Bild machen. Denn schließlich neigen alle Krankheiten mehr oder weniger in die eine oder andere Richtung.

Symptomatologie dieser Tendenzen

Da wir nicht hellsichtig sind, ist uns die direkte Beobachtung dieser krankmachenden Kräfte nicht möglich, doch aus den Symptomen, d. h. aus den Reaktionen des Organismus auf diese Prozesse, kann auf diese Tendenzen geschlossen werden. Diese sind überdies unendlich vielfältig und oft nicht eindeutig: So kann z. B. der Organismus einen Fremdkörper sowohl durch Entzündung eliminieren, als auch durch einen sklerotisierenden Prozeß abkapseln. Die Entzündung mit ihrer Blutüberfülle und ihren intensiven Lebensprozessen kann sicher als hysterische Reaktion angesehen werden, was aber nicht daran hindert, das Ganze als eine Folge neurasthenischen Geschehens aufzufassen. Die Sklerose dagegen mit ihren Alterungsprozessen, dem Abbau, dem Entvitalisieren und der Ablagerung ist eine typisch neurasthenische Reaktion; doch kann sie sich auch bei einem Menschen hysterischen Typs finden, bei dem der Körper, der nicht mehr mit einer Entzündung reagieren kann, gewissermaßen resigniert hat. Die Kenntnis dieser Phänomene ermöglicht eine äußerst

41

bewegliche Therapie, die den Organismus in seinen Heilungstendenzen unterstützt und nicht behindert.

Die Migräne

Dazu ein typisches Beispiel: Wenn Nahrungsmittel durch zu schwache, von oben kommende Kräfteströme ungenügend abgebaut werden, behält ein Teil der Substanzen seinen Fremdcharakter, auch wenn er die Darmwand passiert hat. Im Innern des Darmes herrscht normalerweise noch eine gewisse äußere Aktivität, eine dem Menschen fremde Tätigkeit, aber nach dem Durchgang durch die Darmwand, *im eigentlichen Innern* des Menschen dürfen nur noch *„menschliche"* Prozesse ablaufen. Alles Fremde, was sich dort eingeschlichen hat, wirkt als Gift, das der Körper beseitigen muß. Das gelingt nicht immer, besonders nicht, wenn die Leber nicht voll funktionstüchtig ist. Diese Giftstoffe werden dann durch den Blutkreislauf zum Nerven-Sinnespol gebracht, der seinerseits versucht, sie zu verdauen; was im Darm versäumt wurde, soll nun dort nachgeholt werden. Die Organe des Nerven-Sinnespols sind aber dieser Aufgabe nicht gewachsen, so daß sich Astralleib und Ich infolge der ungewohnten Anstrengungen in diesem Organ verkrampfen. Diese ungewöhnliche Inanspruchnahme wird als Schmerz empfunden. Mit diesem Bild der Migräne sind alle Symptome erklärbar, worauf schon *Husemann*[1] hingewiesen hat.

Nun wird verständlich, warum jede Minderung der Wirkung von Astralleib und Ich am oberen Pol, eine Migräne begünstigen kann: so kann eine Menstruation, bei der Astralleib und Ich stärker vom unteren Pol beansprucht werden und daher am oberen Pol nur ungenügend tätig werden können, eine Migräne auslösen. Auch zuviel aufgenommene Nahrung kann dieser von oben kommende Kräftestrom nicht bewältigen, deshalb versucht z. B. mancher Migränekranke, weniger zu essen. Aufregungen, Unannehmlichkeiten, intellektuelle Überforderung, ein Übermaß an Sinneseindrücken — als Begleiterscheinung des modernen Lebens — können Astralleib und Ich zu sehr beanspruchen und so daran hindern, die Nahrung richtig zu verdauen, wodurch eine Migräne ausge-

---

[1] *Husemann, F.:* Das Bild des Menschen als Grundlage der Heilkunst. Bd. II, Stuttgart 1956.

löst werden kann. Im übrigen sind bei den Männern Astralleib und Ich enger an den oberen Pol gebunden, sie sind deshalb weniger migräneanfällig als die Frauen, bei denen diese Wesensglieder enger mit dem unteren Pol verbunden sind.

Wie kann man einen Migräneanfall beherrschen?

Wie kann nun diese typische „hysterische" Erkrankung behandelt werden? Bei einem länger anhaltenden, heftigen Migräneanfall ist es schwierig, was nicht bedeutet, daß es keine Möglichkeit der Erleichterung gibt. Bei einem drohenden Anfall hilft es oftmals, wenn der Patient über einem Senfglas tief ein- und ausatmet. Ein gesunder Mensch muß dabei heftig niesen, es brennt in den Augen, in der Nase und die Augen tränen. Der Migränepatient dagegen wird dadurch nicht belästigt, die Schwefeldünste des *Senfs* lassen den Astralleib tiefer in den Körper eingreifen, wodurch der Migräneschmerz nachläßt.

Gefahr der Analgetika

In gewissen Fällen, z. B. vor einer Prüfung, ist man manchmal gezwungen, derartige Mittel einzunehmen. Der Therapeut muß sich aber dabei bewußt sein, daß diese Analgetika nur die Tätigkeit der oberen Wesensglieder in den Nerven-Sinnesorganen ablähmen, d. h. den Schmerz betäuben. Der gewohnheitsmäßige Gebrauch von Betäubungsmitteln schwächt aber die von oben kommenden Kräfte, die bei diesen Kranken sowieso schon ungenügend tätig sind, noch mehr und fördert so die Neigung zur Migräne.

Ursächliche Behandlung der Migräne

R. Steiner hat wegen der zunehmenden Bedeutung und Häufigkeit dieser Affektion als Folge der gegenwärtigen Lebensbedingungen, ein bemerkenswertes Medikament angegeben: *Kephalodoron* (in der Schweiz *Biodoron*, Ferrum sulfuricum 4 mg, Quarz 1,6 mg in besonderer Zubereitung). Die Kombination von Eisen und Schwefel wirkt dort, wo

Atmungs- und Verdauungsprozesse aufeinandertreffen. Der *Schwefel* (vergleiche die angeführte Senf-Inhalation auf S. 43) intensiviert die Stoffwechselprozesse. Das Eisen wirkt in den Atmungsprozessen (daher seine Rolle im Hämoglobin). Durch diese Verbindung von Eisen und Schwefel werden die Stoffwechsel- und Atmungsfunktionen ausgeglichen und das Übergreifen der Stoffwechselprozesse auf den oberen Pol wird verhindert. *Silicea*, der Quarz, ist durch seine Gestaltungskräfte charakterisiert. Diese gehören normalerweise an den oberen Pol. Mit dem Quarz werden die von oben kommenden Gestaltungskräfte verstärkt. — (Im Bilde der „Kristallklarheit eines Gedankens" werden diese Gestaltungskräfte in einen Bezug zum Denken gebracht!) — *Mel,* der Honig, spricht besonders die Kräfte des Ich an; zwischen den Bienen und dem menschlichen Ich bestehen enge Beziehungen. So sind beispielsweise die Bienen in der Lage, in ihrem Bienenstock eine fast konstante Temperatur von 37 ° aufrecht zu erhalten, was einmalig in der Insektenwelt ist.

Das *Kephalodoron* sollte in Sieben-Wochen-Perioden gegeben werden, 3 mal tägl. 1 Tablette mit einer anschließenden Pause von fünf Wochen, während der *Aurum D10* und ein Lebermittel gegeben werden können, z. B. *Hepatodoron* oder *Chelidonium cps.*[1]

Diese Siebenwochenkuren mit Kephalodoron sollten monatelang, evtl. über zwei bis drei Jahre weitergeführt werden, eine Besserung zeigt sich aber meist schon nach 14 Tagen. Bis zur endgültigen Heilung sollten die Kuren mit Geduld lange genug fortgesetzt und zugleich auch die Lebensweise und die Eßgewohnheiten geändert werden.

Unterschiede in der Reaktionsweise des Organismus

Die Migräne ist nur eine Art, auf Fremdprozesse, die in den Organismus eingedrungen sind, zu reagieren. Die Prozesse können sich auch an eine andere Stelle verlagern. So kann z. B. ein Fremdeiweiß über die Niere ausgeschieden werden, ohne daß die Niere selbst krank ist, höchstens bei länger anhaltender Störung krank wird. Der Organismus kann derartige Fremdstoffe auch über eine akute Entzündung, z. B. eine Angina oder über die Haut als Ekzem ausscheiden.

---

[1] siehe Kapitel 11.

Die Sklerose

Durch unmittelbare Wirkung von Ich und Astralleib überwiegen Abbau- und Todesprozesse im Organismus, wodurch anorganische und mineralische Substanzen auftreten. Das Ich braucht Spuren mineralischer Substanzen für Bewußtseinsprozesse, der Rest sollte durch die Ätherkräfte, die vom unteren Pol ausgehen, wiederbelebt werden. Bei den neurasthenischen Prozessen überwiegt der Abbau, die dabei auftretenden Abbauprodukte *lagern sich als Fremdkörper ab*, und der Organismus versucht, sich davon zu befreien. Diese Ausscheidungsversuche, Reaktionen des Organismus auf Ablagerungen, sind dann die Symptome, die wir beobachten können. Ein jugendlicher Organismus wird dabei viel leichter entzündlich reagieren und unter Eiterbildung diese Abbauprodukte ausstoßen. Eine Angina, eine Sinusitis, kann somit eine Reaktion auf einen neurasthenischen Prozeß sein. Wenn aber dieser Prozeß lange anhält, kann der Körper ermüden, resignieren, er ist dann nicht mehr in der Lage, mit einer Entzündung auf einen derartigen Reiz zu reagieren. Die körperfremden Abbaustoffe lagern sich dann als Steine, als Atherome, als Gichtknoten ab, kurz der Körper wird sklerotisch. Das sind dann die typischen Krankheitsprozesse des alternden Organismus.

Aber bevor der Organismus restlos resigniert, kann er noch ein weiteres Mittel einsetzen, um die Fremdkörper unschädlich zu machen: die Abkapselung. Dabei wird eine Membran um den Fremdkörper herum gebildet, die ihn isoliert. Weil die menschlichen Ätherkräfte diesen ihnen fremd gewordenen Teil nicht mehr durchdringen — beleben — können, verdichten sie sich ganz intensiv an dessen Peripherie, was sich in der Bildung einer Kapselmembran zeigt[1].

Und obwohl der Abkapselungsvorgang eine weniger lebhafte Reaktion des Körpers darstellt als die Entzündung, ist dieses trotzdem ein Abwehrgeschehen. Dadurch erklärt sich auch, daß ein Tumor — als eine Ansammlung fremdätherischer Kräfte — gutartig ist, wenn er dicht von einer Membran umgeben ist.

Bis jetzt wurden Hysterie und Neurasthenie nur im Hinblick auf organische, anders ausgedrückt, körperliche Veränderungen betrachtet. Wenn jetzt versucht wird, zu verstehen, warum einmal physische oder funktio-

---

[1] Entzündungsprozesse und Abkapselungsvorgänge können — wohlverstanden — auch ein Abwehrmechanismus gegen einen Fremdkörper sein, der zufällig in den Organismus eingedrungen ist und von den ätherischen Kräften nicht ergriffen werden kann.

nelle, dann wieder im nächsten Augenblick psychische Symptome die Szene beherrschen, muß auf den Begriff des Gleichgewichts, des Ausgleichs, der Harmonie hingewiesen werden, das durch das rhythmische System zwischen dem Oben und dem Unten hergestellt wird.

Die drei Ebenen des Krankseins

Solange Oben und Unten ausgeglichen sind, finden sich keine Symptome: wenn aber eines der beiden überwiegt, treten funktionelle Störungen auf, d. h. anders ausgedrückt, es findet sich eine Dysfunktion des Ätherleibes. Wenn aber die Krankheitsursachen weiterwirken, wenn das Gleichgewicht nicht wiederhergestellt werden kann, hinterlassen die Unregelmäßigkeiten des Ätherleibes im physischen Leib einen Abdruck wie ein Stempel im Wachs. Dann treten körperliche Symptome auf, die wir palpieren, auskultieren, radiographieren, endoskopieren und schließlich bei der Autopsie finden können. So zeigen sich entweder vorübergehende oder dauernde Organveränderungen.

Sind aber langanhaltende Störungen nicht intensiv genug, um funktionelle Zeichen zu hinterlassen, d. h. sich nicht im Physischen zu manifestieren, besteht zwar die Störung im Ätherleib weiterhin, aber sie manifestiert sich nicht. Und wie *R. Steiner* gesagt hat, drückt der Ätherleib dann seinen Abdruck weniger tief, weniger ins Auge fallend, in den physischen Leib ein, sozusagen mehr „oberflächlich", so daß das Organ daran gehindert wird, seine Funktion als Spiegel der Seele richtig wahrzunehmen. Alles geschieht so, als wäre dieser Spiegel blind geworden und Astralleib und Ich können sich nicht mehr richtig spiegeln. Das führt zu anormalen, psychischen Veränderungen. Derartige Erscheinungen sind dann charakteristisch, spezifisch für das geschädigte Organ und seine Funktion. Sie können isoliert auftreten, aber nicht selten alternieren sie mit den entsprechenden organischen Störungen.

Im Gegensatz zu den mehr oberflächlichen Läsionen, zeigen tiefergreifende, nachweisbare Organveränderungen kaum psychische Störungen, sie stehen gewissermaßen „hinter dem Spiegel", d. h. sie reflektieren sich nicht mehr im Psychischen—ohne dessen Spiegelfunktion zu verändern—. Die tiefe Läsion stellt eine Art Verschiebung auf den physischen Plan dar. Auch werden die Symptome seelischer Krankheiten schwächer oder verschwinden ganz, wenn echte organische Veränderungen auftreten.

Therapeutische Beweise

Nun fragt es sich, ob die eben erwähnten oberflächlichen Läsionen auch nachweisbar sind. Das ist leider nur in gewissen Fällen möglich, die gegenwärtigen Untersuchungsmethoden sind im allgemeinen dazu noch nicht empfindlich genug.

Trotzdem sind wir berechtigt, Beziehungen zwischen den Organen und den psychischen Störungen zu behaupten, die die geisteswissenschaftliche Forschung lehrt.

Die Kodifizierung sollte vermieden werden

Es ist verführerisch, eine Klassifizierung von hysterischen und neurasthenischen Krankheitsbildern aufzustellen. Ich möchte mich auf das Beispiel der Migräne beschränken, nicht um eine Einteilung zu geben, sondern um den Gedankengang darzustellen. Es ist zunächst, in jedem Falle, ganz wichtig, sich darin zu üben, was wirklich geschieht, aufzudecken, zu enthüllen. Eine vollständige Einteilung in Klassen birgt die Gefahr in sich, die verschiedenartigsten Krankheiten in ein und derselben Rubrik zusammenzufassen. Schließlich ist nicht der Name oder die Bezeichnung einer Krankheit ausschlaggebend, sondern das Verständnis des Krankheitsprozesses. Sicherlich gibt es typische Krankheiten, und wir brauchen auch gewisse Schemata, die uns helfen, in unserem Gedächtnis gewisse Grundtatsachen aufzunehmen und zu bewahren. Aber Schemata sollten nur als Hilfsmittel angesehen werden, die eine gewisse Zeit notwendig sind, danach aber weggelassen werden sollten. Mit der Feststellung, was den einzelnen Kranken vom Allgemeintypus unterscheidet, nähern wir uns dem Verständnis seines individuellen Geschehens.

Behandlung der Hysterie

Die bisher entwickelten Begriffe führen gradlinig zur Therapie. Selbstverständlich können hier nur allgemeine Angaben dazu gemacht werden. Haben wir es mit einem Kranken vom hysterischen Typus zu tun, so müssen Ich und Astralleib in ihren oberen Kraftwirkungen verstärkt werden und zwar mit *Stibium*. Das Antimon, das in feinen Nadeln kristallisiert, besitzt die Fähigkeit zur Strukturbildung, besonders beim Eiweiß. Man könnte auch sagen, Antimon handelt für eine gewisse Zeit im Körper wie das Ich, ersetzt es gewissermaßen, so daß es in dieser Zeit wieder zu Kräften kommen kann. Antimon wird als Injektion[1] gegeben (Stibium praep. D6-D10). Seine Kombination mit Silber, *Dyskrasit,* ist ganz besonders dort angezeigt, wo die Patienten im Körperlichen wie im Seelischen „überquellen". In diesem Fall muß es in hoher Potenz verordnet werden: in D30. In akuten Fällen von Hysterie muß auf *Bryophyllum* zurückgegriffen werden, als Injektion in D3 — 5%, bzw. als Dilution bis 5%. Diese Pflanze aus der Familie der Crassulaceen (Dickblattgewächse) vermehrt sich über Blattsprossen an den Rändern der Blätter, alles Zeichen überschießender Vitalität, außergewöhnlicher Ätherkräfte. Im menschlichen Organismus veranlassen die fremden Ätherkräfte die menschlichen Ätherkräfte zu einem nicht minder intensiven Eingreifen, sie halten sie unten im Organismus fest und verhindern so deren Überschießen zum Nerven-Sinnespol. (Deshalb soll die Injektion in die Oberschenkel gemacht werden!) Für eine mehr in die Tiefe wirkende Behandlung eignet sich *Bryophyllum Argento cultum* besser, ein Mittel, das durch Potenzierung des Silbers über die Pflanze gewonnen und als 0,1% oder 1% subkutan injiziert wird[2].

Die Albuminurie

Wenn Eiweißstoffe im Verdauungstrakt unzureichend abgebaut werden, fremde Eiweißstoffe im Organismus auftreten und durch die Niere ausgeschieden werden, wird am besten *Pankreas D3 / Ferrum sidereum D10āā Trit.* gegeben. Eisen als Metall der Inkarnation bringt das Ich

---

[1] Mit wenigen Ausnahmen werden in der anthroposophischen Medizin die Injektionen subkutan gegeben; ist die Injektionsstelle nicht genau angegeben, so wird zwischen die Schulterblätter injiziert.
[2] Die vegetabilisierten Metalle werden aus dafür geeigneten Pflanzen gewonnen, die auf einem Boden wachsen, der mit einem bestimmten Metallsalz gedüngt worden ist. Nach dem ersten Jahr werden die Pflanzen kompostiert.
Sie werden damit zum Dünger für die zweite Generation. Auch diese zweite Pflanzengeneration dient als Dünger für eine dritte Generation, aus der man nachher Medikamente mit den üblichen Methoden herstellt. Wir verdanken *R. Steiner* die Angaben über diese Dynamisierungsart, die eine Art Potenzierungsprozeß durch die Pflanze darstellt, die therapeutischen Eigenschaften der Metalle steigert und je nach der Wahl der betreffenden Pflanze differenziert wirkt.

dazu, den Körper besser zu ergreifen und durch den Zusatz des Pankreas wird das Organ angesprochen, das besonders dem Eiweißabbau dient.

Übrigens hat sich diese Mittelkombination sehr bewährt, in der Rekonvaleszenz nach fieberhaften Erkrankungen z. B. Grippe, Masern, Scharlach, nach Anginen usw.

Behandlung der Neurasthenie

Bei allen neurasthenischen Erkrankungen ist das Mittel der Wahl *Phosphor* in niedriger Potenz (D5 oder D6). Dieses Element, das sich spontan entzünden kann, dient dem Ich als „Lichtträger" und führt es in die Dunkelheit des Stoffwechsels und auch in damit in Verbindung stehende Willensprozesse. Bei intellektueller Überforderung wird das Ich zweckmäßigerweise mit *Kalium phosphoricum D6* unterstützt; zudem sollte stets an *Prunus spinosa* gedacht werden. Diese dornige Pflanze, mit ihrer kurzen, leuchtenden Blütezeit, verhält sich sozusagen gegensätzlich zum Bryophyllum. Pflanzt man *Prunus spinosa* unter einen alten, verdorrten Apfelbaum, fängt dieser wieder an zu grünen und zu fruchten. Im menschlichen Körper wirkt *Prunus* ebenfalls außerordentlich belebend. *Prunus spinosa* wird entweder als lauwarmes Bad (1 Kaffeelöffel Extrakt auf ein Vollbad) oder als D3 subkutan injiziert.

Krampfbehandlung

Wirkt der Astralleib zu stark auf die Muskulatur ein, so können Krämpfe auftreten, gegen die sehr gut Kupfersalbe *(Ungt. Cupri praep. 0,4%)* hilft, die abends von unten nach oben in die Beine eingerieben wird. Diese Salbe kann in sehr kleinen Mengen auch bei spastischer Obstipation und bei den Nabelkoliken der kleinen Kinder im Uhrzeigersinn in die Bauchhaut eingerieben werden. Die Angaben für *Ungt. Cupri praep.* sind so zahlreich, daß hier nur kurze Andeutungen gegeben werden können.

Argentum und Phosphor

Bei neurasthenischen Erkrankungen muß ebenfalls an *Argentum* gedacht werden. Obwohl dieses Mittel schon zur Behandlung der Hysterie angegeben wurde, ist die Verordnung hier berechtigt, weil *Argentum* auf den Ätherleib stärkend einwirkt. *Phosphor* und *Argentum* verhalten sich polar zueinander, sie sollten nicht gleichzeitig, sondern abwechselnd gegeben werden, am besten *Argentum* abends bei zunehmendem und *Phosphor* morgens bei abnehmendem Mond. Diese Art zeigt besonders erstaunliche Resultate bei mondempfindlichen Patienten, die dem einen oder anderen Typus angehören. Die rhythmische Verabreichung dieser beiden Mittel hilft besonders dann sehr gut, wenn man die aus der Harmonie herausgefallenen Funktionen wieder ins Gleichgewicht bringen will.

5. KAPITEL

Schlafen und Wachen

Die Schlaflosigkeit, eine Erscheinung der Gegenwart

In der westlichen Welt leiden viele Menschen an Störungen des Schlafes. Wir sollten das Erwachen hinzufügen, denn weil viele Menschen in der Nacht schlecht schlafen, wachen sie morgens nicht richtig auf. Was nun aber eigentlich während des Schlafens geschieht, ist nicht leicht zu durchschauen. Doch kann uns die Beschäftigung mit dem Problem des Schlafens und Wachens nur weiterhelfen, wenn wir zu verstehen versuchen, was sich während des Schlafens ereignet, zugleich kann dies zu einer weiteren Erkenntnis über die Natur des Menschen führen.

Der Schlafrhythmus

Der Wechsel dieser beiden Zustände ist ein rhythmischer Prozeß, ein Pendeln zwischen diesen beiden Polen, der Wechsel zwischen dem bewußten und dem unbewußten Zustand. Dazwischen liegen als Übergang die Träume, im Einschlafen oder Aufwachen gradweise mehr dem einen oder dem anderen Zustand zugehörig.

Im Wachzustand können wir wahrnehmen, uns etwas vorstellen, etwas fühlen und wollen. Wir empfinden uns als Wesen, getrennt von der äußeren Welt, von den anderen Wesen als Individualität. Dabei haben wir nicht nur den Eindruck, sondern *wissen* auch genau, daß wir nach dem Erwachen noch derselbe Mensch sind wie vorher, mit denselben Bewußtseinsinhalten, höchstens vermehrt durch den Inhalt unserer Träume.

All das schließt im Zustande des Wachens die Anwesenheit unseres Astralleibes und unseres Ich in den unteren Wesensgliedern — Äther- und physischen Leib — ein. Was wir als Tatsache des Erwachtseins empfinden, können wir nicht logisch urteilend ausdrücken. Wir können uns nur erkennen, wenn wir uns selbst von innen heraus beobachten, wenn wir über uns selbst „meditieren". Das läßt uns einen Erkenntnisweg erahnen, der für die äußere Wissenschaft, die nur auf der sinnlichen Wahrnehmung beruht, nicht gangbar ist, indessen aber nicht weniger eindeutig und klar ist. — Wir können ebenso bei einem Menschen, der schläft, die gegenteilige Beobachtung machen. Wir können seine äußere Form wahrnehmen, ihn messen und wiegen, kurz, wir haben einen physischen Leib vor uns. Aber wir können noch eine ganze Menge mehr beobachten, was diesen schlafenden Menschen von einem Leichnam unterscheidet. Wir können — wie bei einer Pflanze — eine Fülle von Lebensäußerungen wahrnehmen, die uns außer auf einen physischen Körper noch auf die Anwesenheit eines Ätherleibes schließen lassen. Aber nichts deutet bei einem Schlafenden auf die Anwesenheit von Ich und Astralleib hin. Wir müssen deshalb annehmen, daß das Ich und der Astralleib die unteren Wesensglieder während des Schlafes verlassen, sich von ihnen trennen. Jetzt wird begreiflich, warum die oberen Wesensglieder, die ihres Instrumentes — das für sie physischer Leib und Ätherleib darstellen — ledig sind, sich nicht erinnern können, was sie während des Schlafes außerhalb von ihnen, empfunden haben.

Ich und Astralleib während des Schlafes

Gewisse materialistische Anschauungen behaupten zwar, das Seelenleben sei nur eine Sekretionsleistung des Gehirns, weil durch gewisse Eingriffe am Gehirn der Bewußtseinszustand geändert werden kann. Das ist jedoch ebenso absurd, wie wenn man die Zeit leugnen würde, nur weil die Uhr nicht mehr geht.

Der etwas schematische Vergleich eines schlafenden Menschen mit einer Pflanze sollte nicht zu weit getrieben werden, da der Mensch ein äußerst komplexes Wesen ist und Vergleiche lediglich Stufen zu einem Auffassungsvermögen sein können, das erarbeitet werden muß, und das ständig wächst.

Wie im vorangegangenen Kapitel dargestellt wurde, greift der Astralleib nicht in derselben Weise am oberen und am unteren Pol ein. Vom Nerven-Sinnespol aus baut er ab, macht so den Weg für Bewußtseinsprozesse frei, und vom Stoffwechselpol aus baut er wieder auf. Während des Schlafes trennt sich nur der an das Nerven-Sinnessystem gebundene Teil des Astralleibes aus den unteren Wesensgliedern. Der andere Teil bleibt dagegen mit dem Stoffwechselpol verbunden und geht dabei einen viel engeren Kontakt mit den unteren Wesensgliedern ein. Während so die für das Bewußtsein notwendigen Abbauprozesse aufgehoben werden, sind die Aufbauprozesse um so aktiver. Alle diese Phänomene kann nur ein Hellsichtiger direkt wahrnehmen; Menschen ohne diese Gabe können nur die äußeren Erscheinungen des Schlafens und Wachens beobachten. Durch das Vorstehende können wir diese Vorgänge jedoch besser verstehen.

Warum schlafen wir?

Im allgemeinen herrscht die Vorstellung, der Wunsch zu schlafen, hänge von der Müdigkeit ab, doch das ist nicht richtig. Man kann sehr müde sein, ohne Verlangen nach Schlaf zu haben, oder im Gegenteil, man möchte gerne schlafen, ohne wirklich müde zu sein. Das ist nicht nur ein Wortspiel, denn Schlafenwollen und Müdesein liegen dicht beieinander. Schlaf äußert sich in dem Verlangen der oberen Wesensglieder (Astralleib und Ich), sich aus den unteren (Ätherleib und physischem Leib) zu lösen. Mit Hilfe von gewissen Drogen, z. B. Kaffee, kann dieses Verlangen unterdrückt werden, mit anderen dagegen wird es gefördert.

So wie sich Ich und ein Teil vom Astralleib während des Schlafes aus den unteren Wesensgliedern lösen, inkarnieren sie sich dort wieder beim Erwachen. Wenn diese Inkarnation aus irgendwelchen Gründen behindert wird, erwacht der Mensch schlecht, fühlt sich müde (was sich allerdings nach einiger Zeit geben kann). Ganz allgemein kann gesagt werden: Schlaflosigkeit ist das Unvermögen der oberen Wesensglieder, sich aus den unteren zu lösen. Von den vielfältigen Ursachen werden einige im Hinblick auf die therapeutischen Konsequenzen erwähnt.

Die Ursachen der Schlaflosigkeit

Wird ein Organ aus irgendwelchen Gründen verletzt, so stimmen physischer und Ätherleib nicht mehr überein. Das bewirkt dann ein intensiveres Eingreifen des Astralleibes in den Ätherleib, um diesen zur Heilung anzuregen; es kann auch der Astralleib direkt in den physischen Leib eingreifen, dann hat der Mensch Schmerzen und Krämpfe. Der Schmerz ist so tatsächlich eine Art Bewußtwerden dieser übermäßigen Tätigkeit des Astralleibes. Es leuchtet ein, daß die intensive Verbindung des Astralleibes mit den unteren Wesensgliedern an irgendeinem Punkt des Organismus im Widerspruch steht zu der notwendigen Lösung während des Schlafes. Astralleib und Ich bleiben mit dem physischen und ätherischen Leib verhakt, es zeigt sich hier dieselbe Wirkung wie bei einer Nadelung in der Neuraltherapie. Eine solche Bindung kann indessen für das Bewußtsein unterschwellig bleiben oder kann wegen einer Nervenläsion nicht wahrgenommen werden (z. B. wegen eines devitalisierten Zahnes) und kann sich deshalb nicht als Schmerz äußern; so ist bekannt, daß an gewissen Organen, selbst wenn diese schwer geschädigt sind, keine Schmerzempfindung auftritt.

Notwendigkeit einer gründlichen Anamnese

In allen Fällen müssen die Patienten stets genau nach den Ursachen ihrer Schlaflosigkeit gefragt werden. Gelegentlich kommt es vor, daß ein Patient sorgfältig wegen einer ganz anderen Erkrankung behandelt wird und dabei die Schlaflosigkeit verschwindet. Das zeigt die Bedeutung einer kausalen und nicht nur symptomatischen Therapie. Weiter ist es wichtig zu wissen, wie der Patient einschläft, wie er erwacht, wie gut sein Schlaf ist, wie schnell er erwacht. Manche Patienten werden erst gegen Abend munter, andere dagegen sind schon früh beim Aufstehen voller Schwung, aber abends unfähig, wach zu bleiben. Alle diese Beobachtungen helfen mit zum Verständnis der Beziehungen des Ich zu Astralleib, von Äther- und physischem Leib. Wenn wir lernen, diese Disharmonien zu erkennen und zu durchschauen, können wir wirklich kausal behandeln. Damit wird das Ziel der ärztlichen Bemühung erreicht.

Behandlung der Schlaflosigkeit

Diese Störungen brauchen oft sehr lange, um sich dem physischen Leib einzuprägen und können ebenso jahrelang nur im funktionellen Bereich (= dem Ätherischen) verbleiben. Bei diesen Kranken kann beispielsweise die Schlafstörung einige Zeit nach einer Angina auftreten, die vielleicht von einer flüchtigen Albuminurie begleitet ist. Diese braucht nur eben angedeutet zu sein, so daß mit Harnanalysen und Laboruntersuchungen nur sehr wenig nachgewiesen werden kann. Trotzdem muß man stets in solchen Fällen an eine Nierenbeteiligung denken, und *Equisetum D6* geben. Damit wird der Patient gesund und kann wieder schlafen. Wenn der Patient regelmäßig um drei Uhr nachts aufwacht, muß man an eine Leberschädigung denken, die mit *Hepatodoron* (3mal tägl. 1 Tablette vor dem Essen) (siehe S. 118) behandelt werden sollte, gegebenenfalls mit *Chelidonium cps.*, das die Gallenabsonderung fördert (10 Tropfen nach dem Essen in einem halben Glas warmen Wassers oder in Lebertee). Dazu werden warme Kompressen mit Schafgarbentee nach der Mittagsmahlzeit auf die Lebergegend aufgelegt, und zu unserem Erstaunen wird der Patient bald genesen.

Diese nicht wahrnehmbaren Störungen können oft jahrelang bestehen und das Leben dieser Kranken vergiften. Diese werden dann oft für „malades imaginaires" gehalten, während mit etwas mehr Aufmerksamkeit diesen Menschen sehr gut geholfen werden könnte. Wohlgemerkt, Niere und Leber sind nicht die einzigen Organe, die beachtet werden müssen; sie wurden nur als Schulbeispiele angeführt. Gleichviel, welches Organ vielleicht ursächlich in Frage kommt, durch gewisse psychische Symptome lassen sich oft organische Störungen erkennen. Auch sollte man nie vergessen, daß sich hinter Schlaflosigkeit sehr ernste Erkrankungen verbergen können, häufig z. B. Krebserkrankungen im Stadium der Präkanzerose. In diesen Fällen helfen daher *Iscador*-Injektionen ausgezeichnet (siehe S. 166 ff.), wodurch zudem die Präkanzerose als Ursache der Schlaflosigkeit bestätigt wird. Darauf wird noch eingegangen werden.

Auch ein seelischer Schock kann das Verhältnis zwischen physischem Leib und Ätherleib ernsthaft beeinträchtigen, ohne daß etwaige, zum Teil hartnäckige organische Störungen genauer lokalisiert werden könnten. Deshalb muß die Anamnese stets sehr sorgfältig erhoben werden. In diesen Fällen wird *Argentum D6* oral gegeben, besser noch bei zunehmendem Mond injiziert. Liegt das Schockerlebnis lange zurück, so werden höhere Potenzen genommen (D15 oder D20). Prinzipiell aber ist es besser, mit D6 zu beginnen. *Argentum* ist das Mittel des Ätherleibes und deshalb sollte jede Behandlung mit *Argentum* begonnen werden. Wirkt eine an sich richtig gewählte Arznei nicht, sollte auf jeden Fall *Argentum* als Zwischenmittel gegeben werden. Wenn so die Ätherkräfte gestärkt worden sind, wirkt dann oft die ursprüngliche Arznei.

Die Rolle der Kälte

Bevor das Kapitel über die Läsionen abgeschlossen werden kann, noch ein Wort über die Kälte, die ihrerseits auch eine Ursache der Schlaflosigkeit sein kann. Die Kälte kann zu einer echten Schädigung unseres Wärmeorganismus führen, die Astralleib und Ich daran hindert, sich lösen zu können. Wir wissen alle, daß wir mit kalten Füßen nicht einschlafen können. Was weniger bekannt ist, ist die Tatsache, daß eine ungenügend isolierte Matratze zu ständiger Unterkühlung führt, und daß der Schläfer dadurch vorzeitig erwacht. Es genügt dabei oft eine oder zwei *Wolldecken* auf die Matratzen zu legen, um wieder gut schlafen zu können. Kranken, die an kalten Füßen leiden, verordne man warm-kalte Wechselbäder (abwechselnd etwa 12 mal die Füße 1 Minute in warmes und 15 Sekunden in kaltes Wasser eintauchen), wonach die Beine zart mit Kupfersalbe (Ungt. Cupri 0,4%) eingerieben werden. Ebenso kann natürlich auch übermäßige Wärme den Schlaf stören, dessen sind sich die Kranken aber im allgemeinen mehr bewußt. Schließlich führen auch noch Hunger und Hypoglykämie zum verfrühten Aufwachen. (Das altbewährte Glas Zuckerwasser auf dem Nachttisch unserer Großmütter beruhte eben nicht nur auf Einbildung.)

Faktoren der Verdauung

Andererseits ist aber auch übermäßiges Essen eine Ursache der Schlaflosigkeit, oder genauer gesagt von schlechtem Schlaf. Wenn wir zuviel gegessen haben, wird die Verdauung besonders stark in Anspruch genommen und die Abbaukräfte des oberen Pols zu stark angeregt. Es ist daher nicht verwunderlich, daß diese sich nicht aus dem Körper lösen können. Die gewisse scheinbar paradoxe Somnolenz nach einem guten Essen liegt daran, daß die von oben wirkende Kräfte nicht mehr dem Bewußtsein dienen, sondern zur Verdauung gebraucht werden. Der Patient ist weder richtig wach, noch findet er einen ruhigen und tiefen Schlaf; statt sich herauszulösen, verhakt sich der Astralleib noch stärker. Zudem passieren wieder zu viele Stoffe die Darmwand, wie bei der Migräne, ohne daß sie ihren Fremdcharakter verloren haben; diese dringen ins eigentliche Innere des Körpers und was der Darm nicht getan hat, müssen nun andere —nicht dafür geeignete — Organe übernehmen. In diesen sind dann Astralleib und Ich zusätzlich tätig, statt sich daraus zu lösen, ähnlich wie bei der Migräne. Es gibt eine unterschwellige Migräne, bei der Schlaflosigkeit das führende Symptom ist. Diese kann nun ebenfalls wie die Migräne mit *Kephalodoron 5%* behandelt werden (siehe S. 43).

Die Schlaflosigkeit des Neurasthenikers

Das hier Geschilderte findet sich als konstitutionsbedingte Schlaflosigkeit bei Kranken des hysterischen und neurasthenischen Typus. Bei letzterem sind Ich und Astralleib zu stark an das Nerven-Sinnessystem gebunden, weshalb sich beide schlecht herauslösen können. Nun zeigen aber diese Kranken noch ein weiteres Symptom: Sie erwachen morgens schwer. Bei sorgfältiger Beobachtung zeigt sich, daß dieses erschwerte Erwachen nicht auf einem mangelnden Bewußtsein beruht, ihr Denkvermögen ist im allgemeinen genügend aktiv, wenn sie auch zerstreut sind — aber sie sind nicht in der Lage, etwas zu unternehmen. Zum besseren Verständnis diene das Bild des Bogenschützen: Die rechte Hand, die aktive Seite, spannt die Sehne, d. h. den Willen; die linke dagegen richtet den Pfeil ins Ziel, sie entspricht den Gedankenkräften, die vom Nerven-Sinnespol ausgehen. Beide Kräfte sind Ausdruck des Ich, nur auf verschiedenen Ebenen des Organismus. Beim Neurastheniker erwacht nun die rechte Hand — der Wille — nicht, der Kopf ist wach, aber sein Ich kann den Stoffwechselpol nicht ergreifen, den Sitz des Willens. So hat der Kranke viele flüchtige Ideen, aber er ist unfähig, etwas zu unternehmen, dem Denken fehlt der Wille.

Die Schlaflosigkeit des Neurasthenikers und deren Behandlung

Hier hilft *Phosphor* in tiefer Potenz (D5 — D6) dem Ich; wie „ein Licht in der Nacht" führt es zum unteren Pol und hilft so dem Ich, sich dort besser zu inkarnieren. Es wirkt wie das „Feuer des Prometheus" auf den Willen des Kranken. Indem man so dem Patienten hilft, morgens seinen Körper besser zu ergreifen, erleichtern wir es ihm andererseits, abends besser einzuschlafen; das zeigt wieder einmal mehr, wie wichtig es ist, organische Funktionen im Hinblick auf das rhythmische Geschehen zu sehen. Was übrigens den Phosphor anbelangt, so könnte die Frage nach der Wirkung einer D25 gestellt werden. Diese Frage ist ebenfalls wichtig für die Behandlung der Schlaflosigkeit, denn so wie das Mittel — *Phosphor* — in der D6 das Ich an den unteren Pol konzentriert, lockert es das Ich in hoher Potenzierung, wird das Ich hinausgezogen in die kosmischen Räume, daher kann *Phosphor D25* am Abend das Einschlafen erleichtern.

Die Schlaflosigkeit des Hysterikers

Im Gegensatz zum Neurastheniker, dem langgestreckten Astheniker, ist der Hysteriker mehr pyknisch gebaut; der Stoffwechselprozeß überwiegt dem auf S. 57 erwähnten bildlichen Vergleich mit dem Bogenschützen, entsprechend herrschen hier die rechte Hand, die Willenskräfte, vor. Der Hysteriker hat die Tendenz, sich sinnlos zu verausgaben (siehe Kapitel 4). Astralleib und Ich verkrampfen sich dabei, weil sie am oberen Pol zu schwach sind — wie ein Bergsteiger sich in der Wand verkrampft, wenn seine Kräfte schwinden — und können die starken vom unteren Pol aufsteigenden Kräfte nicht im Gleichgewicht halten. Weil sich Astralleib und Ich verkrampfen, können sie sich nicht herauslösen, und deshalb kann der Hysteriker nicht schlafen.

Die Schlaflosigkeit des Hysterikers und deren Behandlung

Das Mittel der Wahl ist hier — wie in Kapitel 4 auf S. 48 gezeigt wurde — *Bryophyllum 5%*, von dem gegen 18 Uhr 10 Tropfen gegeben werden. Manche Patienten reagieren allerdings auf die vom unteren Pol anflutenden Kräfte mit Druckgefühl, Herzkopfen und Beklemmung im rhythmischen System (der Neurastheniker dagegen hat einen Präkordialschmerz).

Um die rhythmischen Funktionen zu harmonisieren, wird *Cardiodoron* gegeben (= Primula 2,5 g, Onopordon 2,5 g, Hyoscyamus D2 dil.), 5—10 Tropfen vor den drei Mahlzeiten, oder auch *Aurum D10*, 10 Tropfen gegen 9 Uhr.

Ist die Schlaflosigkeit — wie oben dargestellt wurde — leberbedingt, so gehören diese Patienten meist zum hysterischen Typ, wegen der Mittelmäßigkeit unserer heutigen Nahrung allerdings gelegentlich auch zum neurasthenischen. Das Gegenteil, schlaflos zu sein wegen Reizüberflutung des Nerven-Sinnes-Systems, die das moderne Leben mit sich bringt, zeigt mehr der Neurastheniker, aber auch gelegentlich der hysterische Typ.

Die Illusion der Schlafmittel

Bis hierher wurde nicht über die Verwendung von Schlafmitteln gesprochen. Im allgemeinen ist es möglich, gänzlich auf Schlafmittel zu verzichten; lediglich Patienten, die seit langem daran gewöhnt sind, brauchen ein bis zwei Wochen zur Entwöhnung. Wenn Patienten erst seit kurzem Schlafmittel nehmen, können diese sofort abgesetzt werden, nur muß den Patienten gesagt werden, daß sie vielleicht ein paar durchwachte Nächte in Kauf nehmen müssen, wenn sie wieder zu einem normalen Schlaf kommen wollen. Solche Patienten müssen zunächst entgiftet werden. Man sollte sie immer darauf hinweisen, daß man mit einem Schlafmittel eine Schlaflosigkeit ebensowenig heilen kann wie eine Karies mit einem Schmerzmittel! Im übrigen kann der Patient stets mit einem mehr symptomatischen Mittel wie z. B. *Avena sat. cps.* entwöhnt werden. Bei Patienten mit Angstgefühlen, die sich nur schwer entspannen können, helfen gut 5 Tropfen *Aconit D20*, bei mehr erregten *Belladonna D20;* *Coffea D6—12* hat sich dagegen bei Patienten mit zu großer geistiger Regsamkeit mit Gedankenflucht bewährt.

Behandlung der kindlichen Schlaflosigkeit

Wenn kleine Kinder schlaflos sind, muß immer an eine Rachitis gedacht werden (siehe S. 83); das Basismittel dafür ist *Phosphor*. (Phosphor D5, früh 5 Tropfen). Hier findet sich wieder die Beziehung des Phosphors zum Licht. Kinder, *die nachts aufschrecken,* sollten *bei zunehmendem Mond Argentum D6* (1 Messerspitze *vor dem Schlafengehen*) bekommen, im Wechsel mit *Phosphor D6,* 5 Tropfen *bei abnehmendem Mond,* früh *beim Erwachen.* Die Kinder sollten diese Mittel einige Monate lang bekommen und danach sollte zur Konsolidierung *Ferrum praep. D20 Trit.,* 1—2 mal tägl. eine Messerspitze gegeben werden. Ich habe oft beobachtet, daß Kinder, die als Säuglinge erhebliche Dosen von Vitamin D bekommen haben, nachts aus dem Schlaf aufschrecken. Diese Kinder wirken wie verhärtet, viel älter als es ihrem wirklichen Alter entspricht, sie sind intellektuell frühreif, ohne dabei intelligenter zu sein. Hier sollte zweckmäßigerweise statt *Argentum praep.* *Argentum sulfuratum D6 (Trit.)* gegeben werden. Schließlich ist ein gutes Mittel für Säuglinge und Kleinkinder, die leicht nervös sind und schlecht einschlafen, *Chamomilla e rad. D6* (2mal tägl. 5 Tropfen vor den Mahlzeiten).

Behandlung der Schlaflosigkeit alter Menschen

Bei alten Menschen sollte immer an Skleron *(Plumbum melit. D12—20 Trit.)* gedacht werden, über das im Kapitel Arteriosklerose (siehe S. 68) ausführlich berichtet wird.

Schlaflosigkeit und Materialismus

In einem Kurs für Ärzte und Medizinstudenten hat R. *Steiner*[1] gesagt, daß es in der zweiten Hälfte dieses Jahrhunderts wahre Epidemien von Schlaflosigkeit geben werde. Abgesehen von den Unregelmäßigkeiten des modernen Lebens gibt es eine Ursache, mit der man rechnen muß:

Husemann[2] sagt: „Dem Menschen ist es möglich — das gehört zum Wesen seiner Freiheit — nicht nur mit seinen Mitmenschen in Konflikt zu geraten, sondern auch mit sich selbst und mit der Welt. Wenn er diese als einen Haufen von toten Atomen ansieht, verliert er die innere Beziehung zu dieser Welt seiner Vorstellung, denn er selbst kann sich nicht für ein Aggregat von Atomen halten. Dieser innere Widerspruch vermag sich im Laufe der Zeit zu einem die ganze Seele gefährdenden Zustand entwickeln und führt dann zu schwerer Schlaflosigkeit. Denn im Schlaf taucht die Seele in die lebendige geistige Welt ein. Wenn sie für die Wahrnehmung derselben keine Organe, nämlich keine Begriffe mitbringt, hat sie im Einschlafen das Erlebnis, in ein Nichts hineinzugehen, und davor schaudert sie zurück: sie flieht ins Erwachen."

Bei diesen Patienten, die abgrundtief im Materialismus gebunden sind, findet sich nicht selten eine nicht eingestandene, oft unbewußte Sehnsucht nach geistiger Nahrung. Solchen Patienten hilft der Rat, täglich, wenn auch nur fünf Minuten, zu meditieren, wie es *Rudolf Steiner* angegeben hat.

Schlafen und Wachen erscheinen so als ein großer Atemrhythmus. Am Morgen atmen wir unser Ich und unseren Astralleib ein, am Abend sollen sie sich wieder aus unserem Körper lösen, der schlafend zurückbleibt. Dieser große Rhythmus zwischen Tag- und Nachtgeschehen wiederholt sich im kleinen in der Atmung. Im Einatmen werden wir etwas wacher, das Ausatmen schläfert uns ein wenig ein. In diesem Rhythmus schwingt das Leben.

---

[1] *Steiner, R.:* Geisteswissenschaft und Medizin (op. cit.).
[2] *Husemann, F.:* Das Bild des Menschen II (op. cit. S. 678).

6. KAPITEL

Entzündung und Sklerose

Die Kennzeichen einer Entzündung

Celsus hat die Entzündung durch vier Hauptmerkmale gekennzeichnet: calor, dolor, tumor und rubor. Welche Symptome entsprechen nun welchen Wesensgliedern?

Beziehung zwischen den Wesensgliedern

Das ICH hat als physische Grundlage den Wärmeorganismus. Alles Wärmehafte im Menschen ist daher Ausdruck der ICH-Tätigkeit, also auch calor.

Der Schmerz ist eine intensive bewußte Wahrnehmung, d. h. der Begriff dolor gehört zum Astralleib, und der Tumor als Anschwellung, als Flüssigkeitsansammlung, wird durch den Ätherleib bewirkt. Rubor ist die Röte des Blutes im physischen Leib. Übersichtlich dargestellt ist:

calor: Erscheinungsbild des ICH

dolor: Erscheinungsbild des ASTRALLEIBES

tumor: Erscheinungsbild des ÄTHERLEIBES

rubor: Ausdruck und Farbe des PHYSISCHEN LEIBES.

Die Entzündung ist so Ausdruck eines geordneten Zusammenwirkens aller vier Wesensglieder, wobei das ICH vorrangig durch die anderen Wesensglieder wirkt. Dadurch ist die nachfolgende Darstellung eigentlich richtiger:

ICH ──────────────────────────────────→CALOR

ICH→ASTRALLEIB ─────────────────────→DOLOR

ICH→ASTRALLEIB→ÄTHERLEIB ──────────→TUMOR

ICH→ASTRALLEIB→ÄTHERLEIB→PHYSISCHER LEIB ────────→RUBOR

Tab. 2

Bei der Entstehung des Tumors könnte natürlich an eine alleinige Tätigkeit des Ätherleibes gedacht werden, weil diese sich ebenso durch eine Schwellung zeigen würde, aber diese wäre nur wäßrig, bzw. durch Lymphe bedingt. Da aber eine Blutüberfülle vorliegt, wird sichtbar, daß das Ich im Ätherleib wirksam ist. Diese gestufte Wirkung erinnert uns an den Prozeß, den wir bei der Hysterie studiert haben. Die Entzündung gehört in der Tat zum Wärmepol, zum Stoffwechselpol, wo sie sich offenbart. Im pathologischen Prozeß liegt eine Verstärkung der Ich-Tätigkeit durch alle drei Wesensglieder vor. Selbstverständlich gibt es auch Entzündungen am oberen Pol, der zwar *hauptsächlich*, doch nicht *ausschließlich* Nerven-Sinnespol ist, wie es andererseits am unteren oder am Stoffwechselpol auch Nerven gibt.

Fieber und Entzündung

Was sind die Ursachen einer Entzündung? Wann tritt eine Entzündung auf? Jedesmal, wenn ein Fremdkörper oder ein körperfremder Prozeß den Organismus stört, d. h. entweder als Folge einer Verletzung (z. B. durch einen Splitter) oder viel öfter noch als Folge einer Dysfunktion, eines Ungleichgewichts, wie in Kapitel 4 dargestellt wurde. Fremdprozesse können dabei die Folge von Verletzung, Unterkühlung oder Überwärmung sein. Ein typisches Beispiel einer entzündlichen Reaktion, die durch die Aufnahme einer fremden mineralischen Substanz entsteht, ist das Salzfieber, das beobachtet werden kann, wenn einem Säugling eine 1%ige Meersalzlösung zu trinken gegeben wird.

Die Entzündung ist dabei eine Reaktion, ein Heilprozeß, den man unbedingt als solchen beachten muß, mit dem Ziel, fremde Stoffe oder Prozesse zu beseitigen. Diese entzündliche Reaktion zu unterdrücken, ist ein folgenschwerer Fehler.

Es kann allerdings gelegentlich vorkommen, daß Intensität oder Lokalisation der Entzündung ihrerseits eine Gefahr darstellen, dann ist es ärztlich notwendig, den entzündlichen Prozeß zu lindern. Wird diese Entzündung aber unvorsichtig unterdrückt, so gerät man nicht zwischen, sondern von Scylla zu Charybdis und gefährdet den Körper zumindest zeitweise erheblich.

Meistens führt aber der entzündliche Prozeß zur Wiederherstellung des verletzten Teiles und zu dessen Wiederbelebung durch den Ätherleib, so bei Heilung der Wunden per primam. Aber das gelingt nicht immer so glatt. Wenn die Fremdsubstanzen nicht von den menschlichen Ätherkräften ergriffen werden können, bilden sie einen guten Nährboden für Mikroorganismen, die sich dort vermehren und wachsen. Die Infektion ist aber immer ein sekundärer Prozeß. Gewiß können wir im Experiment eine Krankheit durch Impfung mit Krankheitserregern hervorrufen, aber das hat mit einer richtigen Krankheit soviel gemein wie eine Ohrfeige mit einem Pistolenschuß. Bei einer Infektion werden die Abwehrkräfte viel intensiver angesprochen als bei einer einfachen Entzündung. Wir finden aber auch hier das Wirken durch die anderen Wesensglieder. Was bei einer einfachen Entzündung örtliche Wärme ist, wird bei einer Infektion zum *Fieber*. Die Antikörperbildung kann als Merkmal des Ich angesehen werden, denn Antikörper sind Ausdruck dieser besonderen Tätigkeit des Blutes. Der Astralleib ruft nicht nur Schmerzen hervor, sondern sorgt dafür, daß Fremdkörper abgestoßen und ausgeschieden werden, die Leukozytose und Eiterbildung dagegen sind Auswirkungen des Ätherleibes.

Altern und Verhärten

Wenn ein Kind auf die Welt kommt, ist es noch weich, seine Formen sind gerundet, sein Körper enthält ungefähr 70% Wasser (der des Erwachsenen etwa 60%). Die Kopfknochen sind elastisch, unvollendet und durch Membranen, den sogenannten Fontanellen miteinander verbunden. Langsam werden die Strukturen fester, nicht nur die Knochen, auch die Haut, alle Gewebe verhärten sich und dieser Vorgang geht weiter bis zum Tode. Mit dieser Verhärtung verliert der Körper aber auch die Möglichkeit, sich zu entzünden.

Ursache des Alterns sind Bewußtseinsprozesse

Wenn wir diese Tatsachen mit denen von Kapitel 4 zusammen sehen, müssen wir annehmen, daß das Ich am oberen Pol intensiver tätig ist als am unteren Pol, daß die Nerven-Sinnesprozesse diejenigen des Stoffwechsels überwiegen bzw. beschränken.

Wenn wir uns erinnern, daß während des Schlafens das Ich und der Astralleib sich vom oberen Pol lösen und die Stoffwechselfunktionen somit viel stärker werden, verwundert das nicht.

Nun schläft der Mensch im Mittel 8 Stunden und wacht 16 Stunden. Während des Wachens aber überwiegen die Nerven-Sinnesprozesse und damit der Abbau, die Mineralisation.

Was tagsüber abgebaut wird, kann sich nicht mehr ganz in der Nacht regenerieren. Das führt mit der Zeit dazu, daß der Organismus mehr abbaut und altert, mit einem Wort sklerosiert. Bis zu einem gewissen Grade sind diese Vorgänge normal, aber darüber hinaus werden sie pathologisch.

Polarität zwischen Entzündung und Sklerose

In der Verhärtung und Mineralisierung des Körpers und in den sie begleitenden Strukturierungsprozessen haben wir einen Prozeß vor uns, der sich polar zur Entzündung verhält, die mehr zur Auflösung neigt. Und diese beiden Prozesse wechseln sich beim Menschen häufig ab. So wie Entzündung die Reaktion auf Mineralisierung und Verhärtung ist, so ist die Sklerose die Reaktion auf einen Auflösungsprozeß.

Das zeigt sich beispielsweise bei der Narbenbildung, wo es nach einem entzündlichen Stadium zu einem Zustand der Festigung, der Verhärtung kommt. Und finden sich nicht auffallend schnell Sklerosierungs- und Abbauprozesse nach entzündlichen Krankheiten, ganz besonders deutlich bei ehemals Tuberkulösen? Und schließlich entwickeln auch Patienten vom plethorisch-digestiven, also entzündlichen Typus, später besonders rasch verlaufende, intensive Sklerosen.

Diese Gesetzmäßigkeit des Hin- und Herpendelns zwischen zwei entgegengesetzten Prozessen hilft, *a priori* paradox erscheinende Krankheitszustände zu verstehen.

Apis

Die Behandlung der Entzündung sollte vor allem den Körper in seiner Heilungstendenz unterstützen und ihn nicht darin behindern. Dazu gibt es zwei Hauptheilmittel: *Apis* und *Belladonna*. Der Bienenstich zeigt vier Symptome: calor, dolor, tumor, rubor, d. h. wir finden hier dieselben Symptome wie bei einer Entzündung. Das ist zwar eine Indikation aus homöopathischer Sicht, erklärt aber nicht den Heilprozeß. Um die Wirkung von *Apis* zu verstehen, müssen wir den Bienenstock als Ganzes ansehen, die einzelne Biene ist dabei nur ein Glied dieses ganzen, echten Organismus[1]. Er hat eine in der Insektenwelt einzigartige, schon erwähnte Eigenschaft: Er kann eine gleichmäßige, dem Menschen ähnliche Temperatur in seinem Innern aufrechterhalten.

So zeigen sich enge Beziehungen zwischen dem Bienenstock und dem menschlichen Ich. Wenn wir *Apis* geben, führen wir dem menschlichen Organismus Wärmeprozesse zu, die denen gleichen, die bei der Entzündung unter dem Einfluß des Ich auftreten. Wir rufen sozusagen eine künstliche Entzündung hervor, die dem Körper in seiner Abwehr hilft.

Eine weitere Eigenschaft des Bienenstocks ist die Struktur der sechseckigen Waben. Wir werden hier an das Mineralreich erinnert, an den Bergkristall. Die Polarität zwischen der fast bergkristallähnlichen Struktur der Waben und der konstanten Wärme im Bienenstock, die der menschlichen Wärme ähnelt, gleicht der mineralisierenden Tätigkeit des Ich am oberen und seiner Wärmetätigkeit am unteren Pol des Menschen. Diese Polarität ist es, die wir uns bei der Apistherapie zunutze machen.

Apis und Belladonna

Um die Wirkung der *Belladonna* zu verstehen, muß man sich diese Pflanze in ihrem Milieu vergegenwärtigen, dem schattigen, feuchten Unterholz. Das rapide Wachstum im Frühjahr ist Ausdruck intensiver ätherischer Kräfte, deren Schwung aber mit dem Erscheinen der ersten Blüte abbricht, so daß der Eindruck entsteht, andere Kräfte haben das Wachstum verhindert.

Warum ist eine Pflanze giftig?

Wir haben gesehen, daß Pflanzen im allgemeinen nur einen physischen- und einen Ätherleib haben. Im Wurzelbereich überwiegen die mineralischen Kräfte, im Blattbereich die ätherischen. In der Blütenregion nähert sich die Pflanze dem Tierreich, sie nimmt Kontakt mit den astralischen Kräften auf, diese Kräfte bleiben aber doch außerhalb der

---

[1] *Steiner, R.:* Über die Bienen. Dornach 1951.

Pflanze. Das ist der Prozeß bei einer „normalen" Pflanze. Bei den Gift-pflanzen dagegen dringt die Astralität in die Pflanze ein, was sich dort in ihrem physischen Leib als Giftstoff zeigt. Das ist der Grund, warum die *Belladonna* in ihrem Wachstum zurückgestaucht erscheint: Diese astralen Kräfte stellen sich den ätherischen entgegen, hemmen sie, wie wir das beim Tier gesehen haben. Wenn nun solche Pflanzen im Körper aufge-nommen werden, wird dem Organismus fremde Astralität zugeführt; kann er dies nicht überwinden, dann kommt es zur Intoxikation.

Der Astralprozeß in der Belladonna

Die Anwesenheit astraler Kräfte in einer Pflanze verleiht ihr gewisser-maßen tierische Eigenschaften. D. h., es erscheint in der *Belladonna* etwas wie eine Begierde — die Begierde ist aber eine typisch astrale Eigenschaft — sich der äußeren Welt, sich dem Lichte zu öffnen. Doch die Pflanze hat kein Organ dafür. Sie möchte ganz große Augen öffnen, die sie aber nicht hat. Sie kann das nur in einem tierischen oder menschli-chen Organismus und bewirkt dort eine Pupillenerweiterung, so wie wenn das Auge ins Dunkle schauen würde.

Belladonna und Entzündung

Eine weitere Erscheinung des astralisch Begierdenhaften ist der Drang zur Bewegung, der bei der Belladonnavergiftung als Agitation erscheint.

Dieser Kampf zwischen dem Ätherischen und Astralen findet sich bei anderen entzündungsähnlichen Symptomen der Belladonnavergiftung.

So wie *Apis* zwischen Ich und physischem Leib wirkt, so greift *Bella-donna* zwischen Astralleib und Ätherleib ein. Gibt man *Belladonna* in potenzierter Form, so hilft man dem Körper, das Gleichgewicht wieder herzustellen.

Behandlung der Entzündung

Die Mischung *Apis D3 / Belladonna D3* ist somit das Basismittel bei Entzündungen, insbesondere wenn sie den oberen Pol betreffen, z. B. die

Atemwege. Bei einer Angina wird es als *Bolus Eucalypt. cps.* gegeben. Der Rachen wird damit alle 2 — 4 Stunden bestäubt und dazwischen *Mercurius cyanatus D4*, 8 — 10 Tropfen gegeben. Es gehört zwar eine ganze Menge Mut dazu, diese Mittel zum ersten Male bei einer Diphtherie zu geben, statt mit Serum zu behandeln, aber niemand, der diese Therapie einmal versucht hat, behandelt je wieder mit Serum; die Ergebnisse sind so überzeugend gut, daß ich bezweifle, daß jemand, der einmal so behandelt hat, jemals wieder Serum geben wird. Beim Erysipel, beim Abszeß und bei einer Furunkulose wird ebenfalls *Apis D3 / Belladonna D3* im stündlichen Wechsel mit *Carbo 0,75 / Sulfur D2* gegeben (Erysidoron I+II).

Temperaturkontrolle

Wenn eine Entzündung gefährliche Ausmaße anzunehmen droht, so muß man sie sehr gut unter Kontrolle halten. Bei hohem Fieber macht man feuchte Wickel, Senfwickel oder Bäder, deren Wärme zwei Grad unter der Temperatur des Patienten liegt. Dazu sollte immer ein leichtes Herzmittel gegeben werden, am besten 5 — 10 Tropfen *Cardiodoron* (Primula / Onopordon / Hyoscyamus). Nach dem Baden wird der Kranke in ein Badetuch eingewickelt, ohne daß er abgetrocknet wird. Dazu läßt man ihn Holundertee oder Lindenblütentee trinken, um die Schweißsekretion anzuregen, wodurch die Temperatur gesenkt und dem Körper geholfen wird, Toxine auszuschwemmen. Durch ein Senfpflaster wird die Krankheit auf die Haut abgeleitet, was für den weiteren Verlauf günstig ist.

Bei längerem Anhalten der Temperatur wird jeden zweiten Tag *Argentum D20* oder *D30* injiziert. Dadurch wird nicht die Temperatur gesenkt, sondern der Kranke vor den schädlichen Folgen längeren Fieberns bewahrt[1].

Wie Antibiotika wirken

Ist es bei der Behandlung von Entzündungen möglich, auf Antibiotika zu verzichten? Zunächst handelt es sich nicht darum, das eine Mittel zu loben und das andere zu verurteilen, sondern sich bewußt zu sein, was

---

[1] In einem später erscheinenden Werk wird über *Argentum* ausführlicher berichtet.

man tut, wenn man das eine oder andere Mittel einsetzt. D. h., Mikroorganismen spielen zwar bei jeder Krankheit eine Rolle, sind aber nicht deren Ursachen. Es scheint deshalb schon *a priori* unlogisch, sie zu bekämpfen, damit wird nur ein Symptom unterdrückt, die Krankheit letzten Endes nur verschleiert, bzw. sie metamorphosiert sich, sie wird sich früher oder später an anderer Stelle zeigen.

Wenn von zwei Patienten einer mit Antibiotika behandelt wird, bei dem andern aber die Abwehr des Organismus unterstützt wird, fällt der Unterschied auf: Der eine schleppt sich oft Monate hin, kommt nicht wieder zu Kräften, und er empfindet, als wäre er nicht mehr er selber. Der andere, mit der sowohl physisch wie (seelisch) „heißen" Krankheit, erscheint viel *besser* als zuvor, er hat sie tatsächlich überwunden. Der antibiotisch behandelte Kranke dagegen gleicht einem Menschen, der statt eine Schuld zu bezahlen, sich eine neue schwerere Hypothek aufgeladen hat.

Das Nichtwirken eines Heilmittels liegt oft daran, daß der Patient vorher einmal mit Antibiotika behandelt wurde. In diesem Falle wird empfohlen, *Penicillin* in einer höheren Potenz zu geben (z. B. *Penicillinum D30*). Je länger die Penicillinbehandlung zurückliegt, desto höher muß potenziert werden. Bei wiederholten Antibiotikagaben wird zunehmend — außer den bekannten Nebenwirkungen — jede Möglichkeit, entzündlich zu reagieren, unterbunden, es kann dadurch zu einer Präkanzerose kommen.

Die Sklerose

Während die Kindheit das Lebensalter der Entzündungen ist, neigt das Alter eher zur Sklerose. Doch wie auch nicht alle alten Menschen sklerotisch werden, so gibt es andererseits auch jugendliche Sklerotiker. Die Sklerose ist somit ein Krankheitsprozeß, bei dem der normale Verhärtungsprozeß gesteigert wird.

Doch bevor an die Behandlung gedacht wird, kann man sich fragen, ob es denn keine Prophylaxe dieser Krankheit gibt. Diese richtet sich nach der bereits beschriebenen Genese der Krankheit. Alles, was die direkte Wirkung des Ich auf den physischen Leib übersteigert, begünstigt ursächlich die Sklerose. Dies ist besonders in frühester Jugend der Fall, denn die Beschleunigung des Verhärtungsprozesses, die schon beim jungen Menschen provoziert werden kann, setzt sich durch das ganze Leben fort. Es ist deshalb gar nicht so abwegig zu fordern, vorbeugende Maßnahmen gegen dieses Leiden bereits mit der Geburt zu beginnen. Darauf werden wir im nächsten Kapitel zu sprechen kommen. Wenn die Sklerose erst einmal aufgetreten ist, wird es schon viel schwieriger, sie zu behandeln, es ist deshalb gut, schon beim Auftreten der ersten Symptome mit der Behandlung zu beginnen. Dafür haben wir hauptsächlich zwei Mittel zur Verfügung: Die *Birke* und das *Blei.*

Der Birkenprozeß

Wenn wir eine Birke ansehen, wie sie gerade eben ihre Blätter in der durchsonnten Frühlingsluft entfaltet, so empfinden wir lebhaft die ganze Jugendfrische, die von diesem Baum ausgeht. Im ersten Medizinerkurs weist *R. Steiner*[1] darauf hin, wie gewisse Eigenschaften der Birke organische Prozesse des Menschen widerspiegeln. In seinen zentralsten Vorgängen, in der Verdauung, Blutbildung und in der Atmung, steht der Mensch dem Tier am nächsten. Da verwandelt er das Pflanzeneiweiß. Wenn nun Pflanzensubstanzen dem Menschen verordnet werden, richten wir uns speziell an diese zentralen Prozesse; wir appellieren an die Vorgänge, die sich zwischen dem Tier- und dem Pflanzenreich abspielen.

Weiter nach der Peripherie zu — sagt *R. Steiner* — spielt sich das Geschehen „zwischen Himmel und Erde" ab: zwischen dem Ich, durch das der Mensch mit dem Kosmischen verbunden ist und der irdischen, mineralischen Welt. An der Haut zeigt sich eine gewisse Salzabsonderung, eine Demineralisation. Wird nun ein mineralisches Heilmittel eingesetzt, so wird das höchste Wesensglied des Menschen angesprochen, sein Ich, das fähig ist, dieses Mineral zu bewältigen und aufzuschließen. Das zeigt sich z. B. wenn *Silicea* verordnet wird.

In der Birke findet sich Entsprechendes: Einerseits Eiweißumsetzung in den jungen Blättern, andererseits Salzausscheidung, d. h. hier Pottasche durch die Rinde. *R. Steiner* hat darauf hingewiesen, daß bei der Birke beide Prozesse, Eiweißprozeß und Salzausscheidung, auseinandergehalten werden. Wären beide Prozesse nicht getrennt, sondern miteinander vermischt, so wäre die Birke eine herrliche Krautpflanze. Diese

---

[1] *Steiner, R.:* Geisteswissenschaft und Medizin (op. cit.).

Zerlegung in zwei Prozesse findet sich auch bei anderen Bäumen, doch bei der Birke am deutlichsten. Die Rinde ist daher das Mittel der Wahl, um die Salzausscheidung über die Haut anzuregen. Bei der Sklerose und bei den Dermatosen, bei denen der Körper nicht mehr fähig zu sein scheint, Mineralsalze über die Haut richtig auszuscheiden, verordnen wir daher Birkenrinde.

Therapeutische Anwendung

Zweckmäßigerweise wird die Birkenrinde, da wir auf die Peripherie einwirken wollen, subkutan injiziert, als *Betula e cort.* *1—2%* 2—3mal wöchentlich.

Dagegen bei der Sklerose und auch bei allen rheumatischen Erkrankungen sollen die zentral liegenden Prozesse der Eiweißverarbeitung angesprochen werden, am zweckmäßigsten mit der oralen Einnahme eines Extraktes aus jungen Birkenblättern. Besonders gut einzunehmen ist die Zubereitung als *Birkenelixier,* es kann aber auch ein Tee aus jungen getrockneten Blättern sein.

Das Beispiel der Birke zeigt uns am greifbarsten, welche Beziehungen zwischen Natur und Mensch bestehen, und wie weit sie sich entsprechen, was dann direkt zur Therapie führt.

Das Blei in der Sklerosebehandlung

Eine mehr ins einzelne gehende Darstellung des Blei folgt in einer späteren Studie über die Metalle. Hier soll nur kurz die Form angegeben werden, in der es bei der Sklerose eingesetzt wird als *Plumbum mellitum D12 Trit. (Skleron).* Handelt es sich vor allem um eine Zerebralsklerose, dann kann es auch in einer D20 gegeben werden, 2—3mal täglich ¼ Stunde vor den Mahlzeiten in einem Kaffeelöffel *Birkenelixier.* Nach 4—6 Wochen sollte eine Pause eingelegt werden, während der *Argentum D6* gegeben wird, das eine zu starke Bleiwirkung wieder aufheben kann.

Zweiter Teil

DIE EINZELNEN STUFEN DER MENSCHLICHEN ENTWICKLUNG

Im ersten Teil dieses Buches wurde versucht, eine Idee vom Aufbau der menschlichen Konstitution zu entwerfen.

Im Laufe des Lebens ändert sich nun das Verhältnis der vier Wesensglieder dieses Menschen zu den drei Systemen, den beiden Polen und dem mittleren Glied.

Die Darstellung dieser Entwicklung, die in Sieben-Jahres-Perioden vor sich geht, ist der Inhalt des zweiten Teiles dieses Buches.

Wenn auch manchem Leser die breite Darstellung der Pädagogik zu ausführlich erscheinen mag, kann doch der außerordentliche Einfluß, den diese auf die Entwicklung des Kindes hat, und deren Bedeutung für die Gesundheit während des ganzen Lebens gar nicht deutlich genug hervorgehoben werden.

7. KAPITEL

Die ersten sieben Jahre

Entwicklungsmöglichkeiten

Der erwachsene Mensch ist das höchstentwickelte Wesen der ganzen Schöpfung, doch kein anderes ist bei Geburt so hilflos, so in seiner Entwicklung zurückgeblieben wie er. Das überrascht nicht, denn der Reichtum und die Vielfalt seiner Fähigkeiten brauchen eine lange Zeit des Reifens und eine unverminderte Bildefähigkeit, die ihm eine ständige Umbildung seiner Gestalt ermöglicht.

Dem Tier sind praktisch alle Fähigkeiten angeboren; es wird mit der Zeit nur noch geschickter; neue aber lernt das Tier nicht dazu. Die Fähigkeiten, die es besitzt, sind hoch spezialisiert, viel vollkommener als die des Menschen. So eignet sich die Katzenpfote zur Jagd auf Nahrung viel mehr als etwa die Hand des Menschen, aber viel anderes kann sie nicht damit tun.

Die Hand des Menschen ist dagegen zu unendlich vielen verschiedenen Fertigkeiten fähig, und doch muß der Mensch alles erlernen. Man denke an die Hand des Bildhauers, des Uhrmachers oder auch des Pianisten, alles das kann er nur mit Hilfe anderer Menschen erlernen. Welche Vollkommenheit kann er dabei erreichen!

Ein Tier dagegen kann vieles aus dem Instinkt heraus: Eine Ente, die von einem Huhn oder selbst in einem Brutkasten ausgebrütet wurde, kann sofort ohne Vorbild schwimmen!

Die Entwicklung in Sieben-Jahresabschnitten

Die Entwicklung des Menschen vollzieht sich in Sieben-Jahres-Perioden, Zahnwechsel und Geschlechtsreife sind dabei entscheidende Marksteine. Interessant ist festzustellen, wie dieser Rhythmus übereinstimmt mit dem der vollständigen Erneuerung unserer Substanz während eines Zeitraums von sieben Jahren. Wenn ein Mensch geboren wird, bringt er viele Eigenschaften mit, die er von seinen Eltern ererbt hat. Dieses Erbteil, mit dem wir einer Rasse, einem Volke, einer Familie angehören, wird ergriffen von dem uns Eigenen, durch das wir zu einem Einzelwesen werden, das keinem anderen gleicht. Dieses Innerste des Menschen bildet den unzerstörbaren geistigen Kern unseres Wesens, der sich bei jeder Inkarnation — und bei jedem Erwachen — mit diesem irdischen Körper verbindet. Wird der Mensch nur als ein rein stoffliches Gebilde angesehen, so erscheint sein Wesen völlig unverständlich; wäre er nur das Produkt von Vererbung, so gäbe es keinen Unterschied zwischen zwei Menschenwesen, sie wären sich so ähnlich wie zwei Schafe.

Vererbung und Individualität

Was der Mensch aus der geistigen Welt mitbringt, wirkt mit dem Erbstrom zusammen während der ersten sieben Jahre und will sich so einen Körper unserem Ich entsprechend „nach Maß" schaffen. Wenn wir die Entwicklung eines kleinen Kindes aufmerksam verfolgen, zeigt sich, daß Vererbung und Umwelteinflüsse allein diese Entwicklung nicht erklären können.

Die Körperproportionen des Neugeborenen

Betrachten wir ein Kind, so überrascht uns die relative Größe des Neugeborenenkopfes. Der übrige Körper und vor allem die Gliedmaßen scheinen nur ein Anhängsel des Kopfes zu sein. Die relative Überbetonung des Kopfpols ist um so größer je jünger der Embryo ist, ganz zu Anfang scheint das befruchtete Ei nur Kopf zu sein!

Die Rolle des Kopfes

Dieser große Kopf entwickelt zwar noch kein Denken; ist er deshalb untätig? *Rudolf Steiner* gibt uns den Schlüssel zu diesem Rätsel: Vom Kopf gehen die Wachstumskräfte aus, die den Körper bilden und bevor der Körper nicht ein gewisses Entwicklungsstadium erreicht hat, stehen diese Kräfte dem Denken nicht zur Verfügung.

Wachstumskräfte und Nachahmungstrieb

Diese Wachstumskräfte sind in Wirklichkeit Ätherkräfte, die sich in der Tendenz zur Wiederholung äußern, sei es als Vermehrung der Zellen oder auch im Nachahmungstrieb des kleinen Kindes, der für das Kleinkind in den ersten sieben Jahren so charakteristisch ist. Nachahmung ist auch ein *Re-Produktionsprozeß.*

Der Nachahmungstrieb beherrscht das Kind; das Vorbild der Eltern und überhaupt die ganze Umgebung des Kindes ist außerordentlich wichtig, nicht allein aus erzieherischen, moralischen Gründen, sondern auch für die Bildung seines physischen Organismus. Im Wiederholen des — guten oder schlechten — Vorbildes gestaltet das Kind seinen physischen Organismus. D. h., nur eine harmonische Umwelt wird sich günstig auf sein ganzes Wesen auswirken. Hat das Kind ein gewisses Alter erreicht, haben die Ätherkräfte andere Aufgaben zu erfüllen, das Verhältnis zu den übrigen Wesensgliedern hat sich geändert, und was bis dahin versäumt wurde, kann nun nicht mehr nachgeholt werden. Auch was sich fehlerhaft entwickelt hat, kann später nicht mehr korrigiert werden. Das typische Beispiel sind die „Wolfskinder"[1], die von Tieren aufgezogen und so selbst beinahe zu Tieren wurden und später trotz bester Erziehung nie wieder echte Menschen werden konnten.

Einen weniger tragischen Fall schildert *N. Glas* in „Frühe Kindheit" aus dem Buche von *E. S. Waterhouse* „Psychology and pastoral work" (London 1939)[2]. Es handelt sich um ein vierjähriges Kind, das wegen Verdachts auf eine geistige Störung in die Klinik in Tawistock eingeliefert worden war. Das Kind sprach nicht, lief nur umher und bellte wie ein Hund. Später stellte es sich heraus, daß das Kind von einer Amme aufgezogen worden war, die es nur saubermachte und ihm zu essen gab, sich aber im übrigen nicht um das Kind kümmerte. Diese Amme hatte mehrere Hunde, denen ihre ganz Liebe galt. Als man nun das Kind einer liebevollen Pflegerin gab, entwickelte es sich innerhalb von 18 Monaten völlig normal.

Es wäre völlig falsch, das Verhalten dieses Kindes als berechnend anzusehen. Wir haben hier in erster Linie den Nachahmungsdrang vor uns, der für das Kind in diesem Alter charakteristisch ist. Und dieser

---

[1] *Malson, L.:* Die wilden Kinder, Suhrkamp. Frankfurt 1972.
[2] *Glas, N.:* Frühe Kindheit. Verlag Arbeitsgemeinschaft anthrop. Ärzte, Stuttgart.

Nachahmungstrieb richtete sich vielmehr auf die Hunde als auf die Amme, von deren Seite es keine Liebe empfing; ja man kann sogar sagen, daß das Kind auch die Amme nachahmte in ihrer Gleichgültigkeit gegenüber einem menschlichen Wesen: es war ihr gegenüber nun auch gleichgültig geworden.

Bedeutung der Umgebung und Umwelt

Dieses Beispiel läßt uns die außerordentliche Bedeutung des Vorbildes der Erwachsenen während seiner ersten sieben Jahre für das Kind erkennen. *R. Steiner* sagt: „Ein Kind erziehen heißt, sich selbst erziehen!" Dazu gehören nicht nur die Menschen, sondern die ganze Umwelt, in der das Kind aufwächst. Ein geschmackloser, häßlicher Wohnbezirk in schreienden Farben, mechanische Musik oder noch schlechter — Fernsehen, sind ebenso wie lieblose Menschen, Gift und krankmachend für das Kind; alles das prägt sich dem kindlichen Körper unauslöschlich ein.

Das Beispiel des Kindes von Tawistock macht verständlich, warum *R. Steiner* davon abgeraten hat, kleinen Kindern vor dem Laufenlernen Spielzeug zu geben, das die Form von Tieren hat. Spielzeug hat einen beträchtlichen Einfluß auf die kindliche Entwicklung, es sollte alles weggelassen werden, was nur Karikatur der lebendigen Welt ist und auch so vollendetes Spielzeug, das der kindlichen Phantasie keinen Raum mehr läßt, sollte vermieden werden. Die Umwelt ist um so wichtiger, je kleiner das Kind ist, seine Umwelt sollte bereits von Geburt an harmonisch sein; eine kalte und unpersönliche Entbindungsanstalt ist ohne Zweifel das Gegenteil dessen, was man sich wünschen kann.

Nur aus Bequemlichkeit — und welche Fehler werden nur deswegen gemacht (!) — trennt man das Neugeborene von seiner Mutter, an deren Seite es doch eigentlich gehört. Es braucht die mütterliche Wärme, nicht nur die körperliche, sondern auch die seelisch-geistige Wärme der mütterlichen Liebe. Da diese nicht mit einem Thermometer gemessen werden kann, bestreiten manche Autoren, daß es sie gibt; man will nicht wahrhaben, wie notwendig diese mütterliche Wärme ist. Man sagt einfach: Mütterliche Wärme gibt es nicht! Wärme ist gleich Wärme! — oder —sie ist nicht notwendig! Bis man eines Tages merkt, daß die heute willkürlich gesetzten Maßnahmen als Folge des Nicht-Wissens um die wahre Natur des Menschen, sich außer auf die Seele auch auf die körperliche Gesundheit bis ins hohe Alter außerordentlich schädlich auswirken wird. Dafür ein Beispiel: Seit alters her haben die Mütter ihre Kinder gewiegt, sie wußten instinktiv, daß das für Kinder gut ist. Bis dann eines Tages irgendein Kleinlichkeitskrämer die These aufstellte, das sei nicht gut für das Kind, das bringe dem Kinde schlechte Angewohnheiten bei. Das wurde nun gleich eifrig befolgt, die Kinder wurden nicht mehr gewiegt, denn die Autoritätsgläubigkeit war selten so verbreitet wie heute. Dann kamen die amerikanischen Meinungsforscher und befragten in großem Umfang Erwachsene danach, ob sie als Babies gewiegt worden seien, und sie fanden, daß die „Gewiegten" alle ein viel harmonischeres Leben führten als die Nicht-Gewiegten. Wenn man ein kleines Kind wiegt, regt man seine rhythmischen Aktivitäten an und harmonisiert sein Empfindungsleben. Aus dem gleichen Grunde soll man auch Kindern Wiegenlieder vorsingen und ihnen später Märchen vorlesen, besonders die von Gebrüder *Grimm* und von *Perrault*.

Das Stillen

Nicht nur durch seine Umwelt und durch liebevolle Zuwendung zu ihm ist das Kind mit der Außenwelt verbunden, sondern auch durch die Nahrung und deren Einfluß auf die Entwicklung des Kindes. Dies ist nicht weniger wichtig. Bis zum 6. Lebensmonat ist alles, was nicht Muttermilch ist, nur — bestenfalls — ein schlechter Ersatz dafür. Und Dr. *Rita Leroi*[1] hat gesagt: „So entwickelt sich die weibliche Brust, die zuerst Ausdruck der Schönheit ist, zum Organ schenkender Güte."

Diese Schönheit zum Nachteil des Kindes bewahren zu wollen, ist doch recht egoistisch und birgt die Gefahr, später zum Brustkrebs zu führen in sich. Es ist zu wenig bekannt, daß die eine Hälfte aller brustkrebskranken Frauen niemals gestillt, die andere Hälfte mehrheitlich weniger als drei Kinder gehabt und dabei nur ganz wenig gestillt hat[2].

Man wundert sich mitunter, daß so viele Mütter zur Flasche greifen, wo doch das Stillen so einfach ist! Ob die Werbung für Kondensmilch daran schuld ist?

Übrigens stimmt es nicht, daß das Stillen unvermeidlich zu einer Entstellung der Brust führt!

---

[1] *Leroi, R.:* Das Mammakarzinom. Beitr. Erw. Heilk. 28 (1970) 201.
[2] *Kesseler, E.:* Stillen und Brustkrebs. Dtsch. med. W. 13 (1968).

Wachstum des Kindes und Zusammensetzung der Milch

Die Bedeutung der Muttermilch für das Wachstum zeigt die nachfolgende Abbildung: Die Beziehungen zwischen Wachstum und Zusammensetzung der Milch beim Menschen und bei drei Säugetieren:

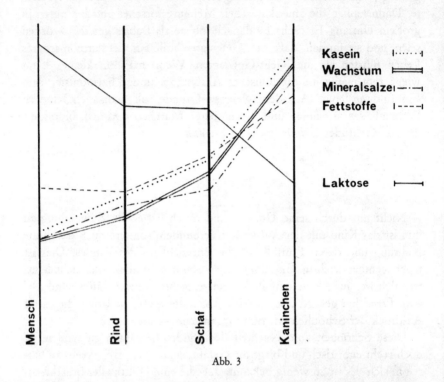

Abb. 3

Das Wachstum nimmt entsprechend dem Kasein- und Mineralsalzgehalt der Nahrung zu $(CaO+MgO+P_2 O5)$; beim Fettgehalt ist es ähnlich. Dagegen verhält sich der Laktosegehalt umgekehrt proportional zum Wachstum. D. h., mit Kuhmilch, die man einem Säugling gibt, wächst er zwar nicht 3mal so schnell, sein Mineralsalzgehalt nimmt aber im Verhältnis 2,30 g : 1,45 g zu, verglichen mit Muttermilchernährung bei 100 g Gewichtszunahme. Durch die künstliche Ernährung wird der Körper viel schneller mineralisiert, und das Bewußtsein erwacht viel früher. Die künstliche Ernährung bewirkt also Akzeleration und damit ein vorzeitiges Altern.

78

Die Verdauung des Säuglings

Wie wir gesehen haben, müssen alle Nahrungsmittel bevor sie aufgenommen werden können, abgebaut werden. Der Säugling hat dazu nur sehr begrenzte Möglichkeiten, er verfügt noch nicht über die dazu notwendigen Abbaukräfte. Deshalb erkranken Säuglinge auch sehr leicht an Nahrungsmittelvergiftungen. Die Abbaukräfte sollten nicht zu stark durch eine nicht angepaßte Nahrung beansprucht werden, und daher sollte jeder Nahrungswechsel sehr gut überlegt und nur langsam vorgenommen werden.

Fleisch und Eier

Manche Pädiater haben empfohlen, Kindern schon sehr früh Eier und Fleisch zu geben, weil sich dabei die Muskulatur schneller entwickelt. Das ist an sich richtig, aber nicht wünschenswert. Durch Fleischzugabe wird die Entwicklung der Kinder beschleunigt, schneller abgeschlossen; sie bleibt daher unvollkommen. Wenn die Seelenstruktur Erwachsener heute manchmal lebenslang kindlich bleibt, spiegelt sich darin vor allem die Art, in der sie als Kinder falsch ernährt wurden. Kinder, die früh mit Eiern ernährt werden, verlieren ihren Instinkt gegenüber der Nahrung. Durch den reichlichen Gehalt an Geschlechtshormonen wird eine vorzeitige Pubertät hervorgerufen, eine ebenso unerwünschte Form der Akzeleration.

Ausführlicheres über die kindliche Ernährung würde den Umfang dieses Buches überschreiten. Es wird daher auf Spezialliteratur hingewiesen, wie die von Dr. *W. zur Linden*[1] und Dr *N. Glas*[2].

Der Stoffwechsel- und Gliedmaßenpol

Vom Kopfpol, dem körperlich am weitesten entwickelten Teil des Menschen, gehen die Kräfte aus, die den übrigen Körper bilden. Am Stoffwechsel- und Bewegungspol gewissermaßen, der erst als Anlage vorhanden ist, finden sich besonders intensive Willenskräfte als Ausdruck

---

[1] *zur Linden, W.:* Geburt und Kindheit. Verlag Klostermann, Frankfurt/Main.
[2] *Glas, N.:* Frühe Kindheit (Op. cit.).

des Ich, das von außen diesen Körper modelliert, um ihn zu seinem Werkzeug zu machen. Diese Willenskräfte leben im Ernährungsprozeß und zeigen sich beispielsweise in dem Eifer, mit dem der Säugling an der Mutterbrust saugt. Wir können sehen, wie der ganze Körper des Säuglings von den Lippen bis zu den Zehen lebhaft daran teilnimmt. Dieser Wille äußert sich auch im Schreien des Kindes, in seinem ganzen Bewegungsdrang, der im Gegensatz zu seinen unterentwickelten Gliedern steht.

Stehen und Gehen

Langsam werden die zunächst chaotischen Bewegungen gezielter. Zunächst hebt das Kind den Kopf, dann versucht es den Rumpf nach vorn zu beugen, sich aufzusetzen, erreicht schließlich nach unzähligen Anstrengungen den aufrechten Stand und lernt laufen. Damit sich der kleine Mensch auf seine beiden Füße hinstellen kann, wiederholt er unermüdlich diese Versuche, mit einer Willenskraft, von der wir uns nur schwerlich eine Vorstellung machen können und wozu nur wenige Erwachsene fähig wären. Nur, wer schon einmal unermüdlich geübt hat, z. B. um ein Instrument spielen zu können, weiß das. Daß die Anthroposophie den Willen zu Recht an den Bewegungspol legt, lehrt auch schon die Beobachtung eines Kindes, das Laufen lernt. Beinahe gleichzeitig lernt das Kind sprechen.

Wie das Laufen, so lernt auch hier das Kind das Sprechen durch Nachahmen. Die Fähigkeit des Sprechens hängt eng mit der Atmung zusammen und stellt so eine Gefühlsäußerung dar; aber vor allem am Anfang ist die Sprache zunächst nur Bewegung, willentliche Übung der Lippen. Wenig später, eigentlich erst dann, wenn es laufen kann, fängt das Kind auch an zu denken, d. h. einen Zusammenhang zwischen dem Laut, den es hervorbringt und dessen Bedeutung zu erfassen.

Sprache — Gedanke

Langsam lernt das Kind seinen Körper zu beherrschen. Laufen, Sprechen und Denken sind für das Kind drei große Siege über seinen Organismus, den es nun beherrschen kann. Beim Tier gibt es nichts Derartiges[1]; es gebraucht seine Beine, ohne es erst mühsam zu erlernen, die Fähigkeit auf den Pfoten zu stehen, ist ihm gegeben.

Die ersten Zähne

Beinahe gleichzeitig mit dem Laufenlernen bekommt das Kind die ersten Zähne. Ihr Durchbruch ist ebenfalls eine Wirkung des inneren Willens. Häufig treten dabei Fieber und Entzündungen auf, wobei dieser harte Zahn wie ein Fremdkörper zu sein scheint, den der Organismus durch eine Entzündung ausstoßen will. Nur wird der Zahn dabei nicht vollständig ausgestoßen, lediglich der härteste Teil, der Schmelz, dringt nach außen. Wenn das Kind schwer zahnt und die Willenskräfte in ihrer Tätigkeit gehemmt werden, können diese Kräfte revoltieren, es kommt zu Krämpfen und Zuckungen.

Das Erwachen des Ich

Etwa mit drei Jahren kann das Kind seine Gefühle ausdrücken, seine Wünsche sprachlich äußern, und es beginnt sich gegen die äußere Welt abzugrenzen, mit der es bisher innig verbunden war. Es bezeichnet sich nicht mehr mit seinem Vornamen, wie wenn es sich selbst als Teil der äußeren Welt empfinden würde, sondern es sagt jetzt: ICH! Sein geistiges Wesen, sein Ich, inkarniert sich tiefer, in dem Maße, wie sein physischer Körper sich entwickelt und das ich aufnehmen kann. Die äußere Welt wird wahrgenommen, von seinem Innern bewußt unterschieden, und das Kind bildet sich einen Erinnerungsschatz. Dieses Bewußtwerden braucht Bestätigung, und darum sagt das Kind zu allem „Nein"! Das irritiert die Eltern zwar meist sehr, doch dieses Stadium geht um so schneller vorbei, je weniger die Eltern auf dieses „Nein" eingehen. Dabei ahmt das Kind seine Umgebung weiterhin nach, nur jetzt viel bewußter. Bis dahin ahmte es die Eltern mehr automatisch nach, jetzt aber will es ganz von sich aus sein wie Papa oder Mama. Diesem Nachahmungstrieb

---

[1] Das Gehenlernen darf nicht mit einer Dressur verglichen werden, bei der der Mensch dem Tiere seinen Willen aufzwingt.

sollte völlig freies Spiel gelassen werden! Wird es daran gehindert, so wird sich das viel später zeigen, und das Kind wird sich dann als Erwachsener vielleicht so verhalten wie die Schafe des *Panurg*[1]. Wenn aber Kinder die Möglichkeit haben, ihren Nachahmungsdrang zu stillen, werden sie im Erwachsenenalter nicht Sklaven von allen möglichen Modetorheiten werden. Einerseits darf einem Kinde nicht alles gestattet werden, was es irgendwie haben oder tun will, auf der anderen Seite aber muß viel Phantasie und Geistesgegenwart entwickelt werden, um das Kind zart, aber bestimmt zu erziehen. Erziehen ist wahrhaftig eine Kunst!

Die Körperproportionen mit sieben Jahren

Gegen Ende der ersten sieben Jahre, mit dem Zahnwechsel, hat das Kind seine ganze körperliche Substanz erneuert. Es hat sich nun einen ihm ganz entsprechenden Körper gebaut, der schon mehr einem Erwachsenen als einem Neugeborenen ähnelt. Das Verhältnis zwischen Kopf und Gliedern wird nun so, daß das Kind mit seinem rechten Arm über den Kopf hinweg das linke Ohr fassen kann, was übrigens ein ausgezeichneter Test für die Schulreife ist. Warum das so ist, wird später dargestellt.

Neigung zu Krankheiten

Da das Kind seine ganze Kraft braucht, um seinen Körper aufzubauen, hat es im ersten Lebensjahrsiebt wenig Widerstandskräfte gegen Krankheiten. Es ist äußeren Einflüssen ohne genügende Abwehr ausgeliefert. Das Kind muß daher richtig ernährt und vor zu starken äußeren Einflüssen geschützt werden. Lärm, Kälte, Hitze, auch grelles Licht können krank machen. Die Wärmeregulierung, die vom Ich abhängt, ist noch nicht gewährleistet, weil das Ich erst nach und nach den Körper durchdringt und eine gleichmäßige stabile Körperwärme sich erst nach und

---

[1] Im 4. Band 8. Kapitel beschreibt *Rabelais* in seinem Roman *„Gargantua* und *Pantagruel"*, wie *Panurg* seinen schreienden, blökenden Hammel ins Meer schleudert, und wie alle anderen Hämmel vom Schiff aus unaufhaltsam hinterherspringen und so sämtlich ertrinken.

nach einstellt. So wie ein zu grelles Licht, Leiden und Krankheit für das Kleinkind sein kann, so kann — obwohl heute seltener geworden — zu wenig Licht auch die Ursache einer Rachitis sein. Diese Krankheit ist ein typisches Zeichen für ein gestörtes Gleichgewicht zwischen den Wachstums- und den Strukturkräften des Organismus. Deshalb ist es auch wichtig, daß wir uns damit befassen.

Die Rachitis

Der rachitische Knochen zeigt einerseits eine ungenügende Verkalkung — als Stoffwechselstörung —, andererseits ein chaotisches Wachstum des Knochenbindegewebes, wir finden also hier ungenügende Mineralisierung und ungenügende Strukturierung. Beide Prozesse hängen aber von der Tätigkeit des Ich im Organismus ab. Bei der Rachitis ist das Ich zu schwach; es kann den Lichtstoffwechsel nicht ergreifen und das Licht nicht in den Knochenchemismus überführen. Gelegentlich ist zwar das Ich stark genug, nur steht ihm zu wenig Licht zur Verfügung, doch ist das — wie schon erwähnt — heute selten.

Vitamin D

Leider wird heute oft, sowohl zur Prophylaxe wie zur Therapie der Rachitis, den Säuglingen künstliches Vitamin D gegeben. Damit wird aber weder das Übel an der Wurzel erfaßt, noch ist dieses Verfahren nicht ungefährlich, denn der Knochen wird bloß verhärtet, aber nicht durchstrukturiert; d. h. die Krankheit wird nicht geheilt. Zudem riskiert man eine Hyperkalzifikation besonders der Nieren, die sogar tödlich sein kann. Obwohl derartig schwere krankhafte Veränderungen verhältnismäßig selten sind, führt doch die systematische Verabreichung von Vitamin D zu einer zu frühzeitigen Verhärtung nicht nur der Knochen, sondern auch aller anderen Gewebe; nicht selten sieht man dann als Folge davon die früh gealterten Kinder mit den kleinen Köpfen, die sich später nicht normal weiterentwickeln können. Hier zeigt sich wieder einmal die gefährliche Tendenz, eine Entwicklung zu beschleunigen, als eine der großen Unsitten unserer Zeit.

Die Rachitisbehandlung

Bei dieser Erkrankung, die auf dem Mißverhältnis zwischen dem Ich und den Lichtkräften beruht, kommt vor allem *Phosphor D5 — 6* in Frage, 3 Tropfen vor dem Frühstück und vor dem Mittagessen (Phosphor sollte nicht in niederen Potenzen am Abend gegeben werden!). Lokalisiert sich die Erkrankung vor allem am Kopfpol als Kraniotabes, dann wird besser *Phosphor D30*, jeden zweiten bis dritten Tag gegen 18 Uhr, 5 Tropfen gegeben. Um die Strukturkräfte anzuregen, wird vor allem *Quarz D10 Trit.*, bei Knochendeformitäten *Stannum D10 Trit.*, 2 mal tägl. 1 Messerspitze gegeben; Stannumsalbe (*Ungt. Stanni 0,1%*) ist ebenfalls bei der Kraniotabes indiziert, die auf einen Lappen aufgetragen und der dann über Nacht auf den Kopf gelegt wird. Zur Anregung der Aufrichtekräfte gibt man frühmorgens 1 Messerspitze *Ferrum sidereum D20.*

Die Rachitisprophylaxe — groß- und kleinköpfige Kinder

Zur Vorbeugung der Rachitis sollte schon die Mutter während der Schwangerschaft *Aufbaukalk I und II* nehmen (Nr. I früh, Nr. II abends), und dasselbe Mittel sollte auch den Kindern von der 9. Woche an gegeben werden.

Bei großköpfigen Kindern überwiegt der Stoffwechseltyp (es ist gut, wenn man beobachten lernt, ob die Kinder zum groß- oder kleinköpfigen Typus gehören!), und das Knochensystem verkalkt langsamer; dagegen verhärten die kleinköpfigen Kinder schneller. Aus diesem Grunde sollte großköpfigen Kindern *Aufbaukalk II*, etwas später dafür lieber *Conchae verae D3 — 6* gegeben werden. Dieser *Aufbaukalk* sollte bis zur Pubertät, im Rhythmus, gegeben werden, d. h. vier Wochen lang mit zwei Wochen Pause und in der Zeit vom 15. Juni bis 15. September überhaupt nicht. *Aufbaukalk* genügt nicht zur Vorbeugung der Rachitis, man muß — notfalls — dazu früh 5 Tropfen *Phosphor D6*, besonders während der lichtarmen Zeit geben.

Gegen die Hypervitaminose D hilft am besten *Argentum sulfur nat. D6 Trit.* (evtl. auch bei blonden, sulfurempfindlichen Patienten nur *Argentum D6 Trit.*) 2 — 3 mal täglich 1 Messerspitze und warme Schwefelbäder (1 Kaffeelöffel *Kalium sulf.* 30% für ein Bad).

Scharlach und Masern

Die Kinderkrankheiten sind sichtbare Zeichen eines „Kampfes" zwischen dem Ich und den Vererbungskräften. Es gibt Zeiten, in denen das geistige Wesen des Menschen seine Vorrangstellung besonders intensiv durchsetzen will; dieser Wille, seinen Abdruck tief in den physischen Leib einzuprägen, schafft die Anlage zum Scharlach. Zu anderen Zeiten, wenn das geistige Wesen etwas labiler ist und mehr dazu neigt, dem irdischen Modell den Vorrang zu überlassen, ist das Kind empfänglicher für Masern.

Diese erscheinen mehr als eine „wäßrige" Krankheit, wie eine Überschwemmung, mit tränenden Augen, verschwollenen Lidern; der Körper ist im ganzen wie gedunsen. Das ist alles Ausdruck des Ätherischen, das das Wasser als Grundlage hat. Anders dagegen verläuft der Scharlach, viel dramatischer, wie eine Feuersbrunst. Die Haut ist trocken, der Ausschlag fühlt sich sandig an, alles weist auf die mineralisierende Tätigkeit des Ich hin, bei der „Feuer alles zu Asche macht". Dasselbe Bild findet sich auch bei den Komplikationen des Scharlach, bei der Nephritis und beim Rheumatismus.

Behandlung der Masern

Die Behandlung der Masern ist einfach, man gibt *Infludo* (oder *Ferrum phosph. cps.)* je nach Alter 3 — 6 Tropfen alle zwei Stunden, und macht täglich einmal einen Senfwickel um den Oberkörper. Damit kommt der Ausschlag besser heraus, und Komplikationen werden vermieden. Das Kind muß genügend lange in der Wärme und Ruhe des Bettes bleiben und während des Fiebers flüssige Kost bekommen. Sobald die Temperatur sinkt, wird *Infludo* seltener gegeben, aber nie abrupt abgesetzt. Wenn nötig, wird bei Husten *Hustenelixier (Weleda)* gegeben oder noch besser *Species pectorales (Weleda)* mit etwas Honig (jedoch niemals Codein!). Beides wirkt sehr gut und ist vor allem völlig ungiftig. Während der Rekonvaleszenzzeit gibt man *Ferrum sid. D10 Trit.* 2 mal täglich eine Messerspitze und täglich 3 Kaffeelöffel *Sanddornelixier.*

Behandlung von Scharlach

Beim Scharlach muß vor allem der Rachen behandelt und alle vier Stunden mit *Bolus Eucalypti cps.* bestäubt werden. Ist die Angina sehr heftig, gibt man, zwei Stunden nach dem Einstäuben, eine Messerspitze *Zinnober D20*. Sind eitrige Beläge vorhanden, wird statt *Zinnober D20 Mercurius cyanatus D4* gegeben, je nach Alter 4—6 Tropfen. Das Hauptmittel beim Scharlach ist jedoch *Kassiterit 0,1% Trit*. Man gibt davon einen Eßlöffel auf ein Bad, dessen Temperatur zwei Grad niedriger sein soll als die Temperatur des Patienten und dazu stets vorher ein Kreislauftonikum (z. B. *Cardiodoron 5*—10 Tropfen). Ist ein Bad nicht möglich, so macht man eine kalte Ganzpackung und bestreut das kalte, feuchte Tuch mit einem Eßlöffel *Kassiterit;* nach dem Bad oder der Packung wickelt man den Patienten in ein trockenes Badetuch und gibt ihm zum Schwitzen Lindenblüten- oder Holundertee. Dieses Bad macht man 1 mal täglich, bei höheren Temperaturen öfters. Herz und Kreislauf müssen immer, am besten mit *Cardiodoron,* 3 mal täglich 5—10 Tropfen, gestützt werden. Wie bei allen akuten, fieberhaften Krankheiten soll flüssige, salzlose und eiweißfreie Kost gegeben und danach sehr behutsam auf Normalkost übergegangen werden. Während der Rekonvaleszenz gibt man *Ferrum siderum D10 / Pankreas D6 āā Trit.* und *Equisetum D6*, auch wenn der Patient keine Nierensymptome zeigt. So sind bei Scharlach kaum Komplikationen zu befürchten.

Der Keuchhusten

Während der Scharlach der Wärme, dem Element Feuer zugeordnet ist, die Masern dem wäßrigen Element, steht der Keuchhusten unbestreitbar im Zusammenhang mit dem Luftelement und somit mit dem Astralleib. Der Keuchhusten ist gekennzeichnet durch krampfhafte Hustenanfälle, die ein verzweifelter Versuch des Körpers sind, sich von der in den Lungen zurückgehaltenen Luft zu befreien. Bei normaler Atmung ist der Astralleib rhythmisch mit dem Körper verbunden. Beim Keuchhusten dagegen, als Folge des Befalls der Bronchien, verkrampft er sich im Körper, ruft einen Glottiskrampf hervor und hält die Luft zurück. Diese verhält sich wie ein „Fremdkörper", den der Körper nun ausstoßen will, was aber wegen des Glottiskrampfes nicht geht. Gleichzeitig erhöht sich der Kohlensäuregehalt des Blutes.

Durch das Ansteigen des Kohlensäuregehaltes im Blute kommt es zum Anfall — auch ein Zeichen der Tätigkeit des Astralleibes —, der Krampf löst sich, und die Luft dringt pfeifend in die Bronchien. Es scheint paradox, daß der verzweifelte Versuch, die Luft auszustoßen, mit einer Inspiration endet. Tatsächlich ist es aber nur die Residualluft, die der Organismus wie einen Fremdkörper ausstoßen will. Mit Öffnung der Glottis dringt die Luft nun wieder durch die Elastizität des Brustkorbes ein. Wenn man ein Kind während eines solchen Anfalls genau beobachtet, sieht man, daß es sich sehr wohl — wie R. *Steiner* sagt — um eine expiratorische Dyspnö handelt, und man kann das Verhalten des Astralleibes sehr deutlich wahrnehmen.

Der seelische Faktor

Diese Rolle des Astralleibes zeigt die Bedeutung des Gefühlslebens beim Keuchhusten. Bei Kindern von besorgten Müttern verläuft der Keuchhusten viel dramatischer als bei Kindern von besonnenen Müttern. Dafür folgendes Beispiel: Ich behandelte einmal ein Kind wegen Keuchhustens und bat einen Kollegen, urlaubshalber, das Kind weiter zu betreuen. Kaum hatte die Mutter von meiner Abreise erfahren, übertrug sich ihre Besorgnis auf das Kind, die Anfälle wurden sofort häufiger und stärker, obwohl die Behandlung dieselbe blieb.

Behandlung des Keuchhustens

Man muß daher bei jeder Keuchhustenbehandlung zunächst die Umgebung beruhigen und auf einer bestimmten Disziplin bestehen: man muß zunächst die Nahrungsaufnahme erheblich einschränken, was nicht immer einfach ist, denn Mütter befürchten stets, daß ihr Kind stirbt, weil es zu wenig ißt, niemals aber wenn es zuviel ißt. Bei Erbrechen wird kurz nach dem Anfall etwas Leichtes zu essen gegeben; wegen des Chlorverlustes beim Erbrechen dazu etwas Salz. Da durch häufiges Erbrechen Säuglinge sehr leicht exsikkieren, müssen diese kleinen Patienten viel trinken, z. B. stark verdünnte Milch oder irgendeinen Tee. Man muß aber ebenfalls darauf bestehen, daß nichts gegeben wird, was den Husten stillt, denn das medikamentöse Unterdrücken des Hustens ist die Ursache vieler Komplikationen. Die Behandlung zielt darauf ab, den Astralleib mit

Pertudoron I und II[1] zu beruhigen. Wenn man richtig dosiert, sich vor allem vor Überdosierungen hütet, erzielt man ausgezeichnete Resultate. Einem Säugling gibt man höchstens 3 Tropfen, einem größeren Kind oder einem Erwachsenen nicht mehr als 5 Tropfen alle zwei Stunden I und II im Wechsel, d. h. jedes Medikament alle vier Stunden, anfänglich auch in der Nacht. In den ersten zwei Tagen kann es zu einer gewissen Verschlimmerung kommen. *Dabei dürfen die Tropfen keinesfalls mehr oder öfter gegeben werden,* eher weniger und in größeren Abständen. So bessert sich der Zustand: Versager treten höchstens auf, wenn der Magen überladen wird. Man braucht aber keine Angst zu haben, wenn das Kind etwas abnimmt, denn sobald die Krankheit überwunden ist, entwickelt das Kind einen glänzenden Appetit und nimmt zu. (Mit Ausnahme, wenn die Anfälle mit Codein oder Codeinderivaten behandelt wurden!) Das *Pertudoron* soll bis zum völligen Verschwinden der Anfälle gegeben werden, aber weniger häufig, sobald sich der Zustand bessert. Oft kann man bald damit aufhören, es nachts zu geben.

Nach einem Keuchhusten findet sich gelegentlich länger als ein Jahr eine gewisse Reizbarkeit der Bronchien, wodurch bei jeder Erkältung eine Art „Keuchhusten" auftritt, der aber kein richtiger Keuchhusten ist.

Wenn Sie ein Kind beobachten, das in dieser Art behandelt worden ist, so werden Sie staunen, nicht allein wie rasch es sich erholt, sondern welche Fortschritte das Kind in seiner Entwicklung macht. Das sieht man vor allem an der sprachlichen Entwicklung. Dagegen schleppen sich Kinder, bei denen die Krankheit unterdrückt wurde, oft über Monate, ja über Jahre hinweg. Aus demselben Grunde sollte man auch Kinder nicht gegen Keuchhusten impfen, denn man nimmt ihnen sonst eine Möglichkeit der Entwicklung, die ihnen diese Krankheit bietet.

---

[1] Pertudoron-Zusammensetzung:
  I: *Veratrum album D3, China D3, Drosera rotundifolia D1, Belladonna D3, Coccus cacti D3, Mephitis putorius D5, Uragoga Ipecacuanha D3*
  II: *Cuprum aceticum D3.*

8. KAPITEL

Vom 7. bis zum 14. Lebensjahr

Metamorphose der Ätherkräfte

Bis zum 7. Jahre ist der Ätherleib des Kindes in einer Art kosmischer Hülle geschützt, wie der physische Leib vor der Geburt im Leibe der Mutter. Mit dem Zahnwechsel wird der Ätherleib frei, man kann sagen, er wird geboren! Bis jetzt hatte der Ätherleib die Aufgabe, den physischen Leib aufzubauen; das Wachstum, seine Formung, die Harmonie zwischen Kopf und Gliedern ist sein Werk.

Ein Teil des Ätherleibes bleibt weiter im Organismus gebunden und bewirkt dort das Wachsen und Regenerieren wie bisher; der andere Teil dagegen hat seine Aufgaben auf dem physischen Plan erfüllt und wird frei. Wie in der Natur nichts verlorengeht, so verwandeln sich jetzt diese freien Kräfte in Denkkräfte, Gedächtnis, Vorstellungen und Gedankenverbindungen. Es wird jetzt verständlich, warum man aus dem Größenverhältnis zwischen Kopf und Gliedern die Schulreife ablesen kann.

Die Wortblindheit

Aber, um die in Denkkräfte umgewandelten Ätherkräfte ergreifen zu können, muß das Ich genügend reif sein. Es muß sie durchdringen, gestalten, sonst verfallen sie wieder in den ursprünglichen, rein vegetativen Zustand. Das Krankheitsbild der Legasthenie stellt einen solchen Rückfall dar. Hier hat sich der Ätherleib nicht richtig metamorphosiert, das führt deshalb im Bewußtsein zu Spiegelbildern. Es ist das eine typische Eigenschaft des Ätherleibes, symmetrische Formen zu erzeugen: Das Kind liest b statt d, q statt p, nie statt ein. Diese Störungen sind glücklicherweise vorübergehend und verschwinden im allgemeinen völlig, wenn das Ich sich besser inkarniert hat. Ein anderer Aspekt einer derartigen Rückbildung der Ätherkräfte findet sich beim Krebs.

Nicht zu viel, nicht zu wenig intellektuelle Tätigkeit

Das Freiwerden eines Teiles der Ätherkräfte ermöglicht das Gedächtnis, damit ist das Kind nun in der Lage, zu lernen. Es ist zwar nicht unmöglich, einem Kinde schon mit drei Jahren das Schreiben beizubringen, aber man beansprucht dabei vorzeitig Ätherkräfte, die dem Aufbau des Organismus dienen sollten! Selbst wenn sich nicht sofort Schäden zeigen, wirkt sich diese Beanspruchung der Ätherkräfte früher oder später schädlich auf die Gesundheit aus. Im allgemeinen ist das Kind mit sieben Jahren schulreif, aber man muß trotzdem im 7. Lebensjahr auf individuelle Unterschiede achten! Wenn der Nerven-Sinnespol zu stark angesprochen und das Gedächtnis des Kindes zu sehr belastet wird, wird es blaß und kraftlos. Andererseits wird das Kind übermütig, wenn diese Kräfte zu wenig gefordert werden und der Blutimpuls vom Stoffwechselpol aus zu stark nach oben drängt. Doch werden heute meist die Gedankenkräfte zu sehr beansprucht.

Entwicklung des Gefühlslebens

Das Freiwerden des Ätherleibes — seine Geburt! — bedingt ein größeres Freisein des Kindes gegenüber seiner Umwelt. Diese ist aber für die Entwicklung seines Gefühlslebens, im zweiten Jahrsiebt notwendig. Sein Seelenleben wechselt ständig hin und her zwischen den beiden Urempfindungen unseres Gefühlslebens, denen wir alles, was wir fühlen, zuordnen können: der Sympathie und der Antipathie (vgl. Anm. 1 S. 18). Dieses Schwingen zwischen zwei Gegensätzen ist ein Wechselspiel, ein Rhythmus, der zum rhythmischen System gehört. Dieses System ist zwar beim Kinde schon angelegt, wird aber erst vollständig im zweiten Jahrsiebt entwickelt, damit es zur Grundlage unseres Gefühlslebens werden kann. Gestaltete bis zum 7. Lebensjahr hauptsächlich der Ätherleib den Organismus, so wird jetzt der Reigen vom Astralleib angeführt, denn das Gefühlsleben, diese Bewegung der Seele, ist ja im weiteren Sinne eine Art Tanz, ein Schwingen, das durch Sinneseindrücke genährt wird und in den Gliedern zum Ausdruck kommt. Es schwingt zwischen Kopfpol und Bewegungspol hin und her und hält so das Gleichgewicht aufrecht.

Das Gefühlsleben vor dem siebten Jahr

Vor dem 7. Lebensjahr ist das Gefühlsleben des Kindes nur wenig entwickelt. Es ist vor allem Ausdruck körperlichen Befindens. Das Kind sucht z. B. die mütterliche Wärme. Es schließt sich in seinem Bereich ab, ohne sich um die andern zu kümmern, es ist auffallend objektiv. Es kennt kein Mitleid und kann grausam sein, weil es nicht fühlt, was der andere fühlt. Wenn zwei kleine Kinder zusammen spielen, so spielt jedes für sich. Es kann zwar das eine das andere nachahmen, aber es gibt eigentlich keinen inneren Kontakt.

Erziehung des Gefühlslebens

Mit dem Aktivwerden des Astralleibes wird eine Verinnerlichung erreicht, die Einstellung zur äußeren Welt ändert sich. Sympathie und Antipathie werden ganz tief in der Seele empfunden. Das Kind wird fähig zu Freundschaften, aber auch zu Feindschaften. Es entwickelt einen Geselligkeitssinn, spielt in Gruppen, singt im Chor, auch im Kanon. Die Musik spielt jetzt eine sehr wichtige Rolle, sie hilft, Gedanken- und Willenskräfte auszugleichen. Bekanntlich liegen unseren Körpermaßen musikalische Gesetze zugrunde, insbesondere verhalten sich die verschiedenen Gliedmaßenabschnitte zueinander wie musikalische Intervalle. So können wir die kindliche Entwicklung fördern, wenn wir es jetzt ein Musikinstrument spielen lernen, ganz allgemein sich künstlerisch betätigen lassen. Alles Lernen soll in dieser Zeit aus dem Künstlerischen heraus entwickelt werden und nicht intellektuell trocken sein. So wird das Kind gern zur Schule gehen, die nicht zur Fronarbeit wird; die natürliche Neugier des Kindes bleibt wach und wird nicht abgestumpft.

Das Ich um das neunte Lebensjahr

Um das 9. Lebensjahr herum findet ein Ereignis statt, ähnlich wie zwischen dem 2. und 3. Lebensjahr: Ein Inkarnationsprozeß des Ich. Während sich das Ich seinerzeit am Nerven-Sinnespol inkarnierte, bindet es sich jetzt enger an den Stoffwechselpol; wird dieser Prozeß irgendwie beeinträchtigt, kann es zu Stoffwechselstörungen kommen, z. B. zu Diabetes. Die Zuckerkrankheit ist der Ausdruck einer ungenügenden Ich-Tätigkeit in bestimmten Stoffwechselfunktionen, sie tritt vor allem häufig in diesem Alter auf.

Im übrigen ist das zweite Jahrsiebt eine Zeit bester Gesundheit, weil das Rhythmische System vorherrscht und ausgleichend wirkt. Denn

Krankheit ist stets Ausdruck von überwiegender Aktivität eines der beiden Pole; wobei das gesunde Rhythmische System sich anstrengen muß, das Gleichgewicht wieder herzustellen, d. h. die Krankheit zu heilen.

Bewegung und Bewußtsein

Da das Ich nun an den Stoffwechselpol gebunden ist, ergreift es um das 9. Lebensjahr von da ausgehend auch Muskeln und Knochen. Die Bewegungen, die bis dahin mehr von selber gingen, werden nun bewußt ausgeführt, was manchmal nicht ohne Schwierigkeiten geht. Auch ein Erwachsener, der einmal eine sonst unbewußte Bewegung bewußt machen soll, stellt sich oft dabei sehr ungeschickt an. Und das etwa 12jährige Kind ist eben ungeschickt in seinen Bewegungen. Das Kind kann oft mit seinen Armen nichts anfangen, steckt die Hände in die Hosentaschen oder läßt zum größten Ärger der Umwelt öfter einmal etwas aus der Hand fallen. Diese „ungeschickte" Zeit vergeht im allgemeinen bald, es können aber auch ernste Störungen, z. B. die Chorea minor, der Veitstanz, auftreten.

Die Chorea oder Veitstanz

Anfangs wurde die Rolle erwähnt, die der Astralleib bei der Verinnerlichung von Wahrnehmungen spielt und der Reaktion darauf in Form von Bewegungen. Es ist dies ein echter Rhythmus, eine Art „Atmung", an der das Ich teilnimmt, indem es Wahrnehmungen bewußt aufnimmt und Bewegungen willkürlich macht. Wenn nun der Astralleib nicht in der Lage ist, richtig eingreifen zu können, so werden diese Bewegungen unrhythmisch, das Ich kann nicht harmonisch über den Astralleib einwirken, es wird daran gehindert, die Glieder in der richtigen Weise zu ergreifen. Und da der Astralleib zu schwach ist, überwiegt der Ätherleib, und es kommt so zu einer gewissen „Zähflüssigkeit", zu einer Trägheit, die die Tätigkeit des Astralleibes noch mehr hemmt.

So wird jetzt die Symptomatologie der Chorea verständlich. Sie tritt oft auf als Folge von Widerwärtigkeiten, eines Schocks, einer Angst, alles Ursachen, durch die der Astralleib geschwächt wird. Dabei treten Atemstörungen als erste Symptome auf. Die unfreiwilligen Bewegungen könnten zwar an eine übermäßige Tätigkeit des Astralleibes denken lassen, tatsächlich sind diese aber nur der Ausdruck seiner erfolglosen Bemühungen, diese Situation zu meistern, und wir werden an das Beispiel des Bergsteigers (siehe S. 58) erinnert, der sich in Folge von Schwäche in der Wand verkrampft, aber mit dem einen grundlegenden Unterschied: in dem Krampf erstarrt die Bewegung, und der Bewußtseinsprozeß wird ins Schmerzhafte gesteigert. Bei der Chorea dagegen wird die Bewegung chaotisch verstärkt, und das Bewußtsein der Bewegungen wird schwächer bzw. ganz ausgelöscht. Das zeigt uns deutlich, daß der Krampf ein übermäßiger Prozeß ist, der vom Nerven-Sinnespol ausgeht (Ich und Astralleib greifen direkt ein in den Organismus) — bei der Chorea dagegen geht dieser übermäßige Prozeß vom Stoffwechsel-Gliedmaßenpol aus. (Die oberen Wesensglieder werden mittelbar tätig.)

So wird auch verständlich, warum ähnliche Zustände während einer Schwangerschaft auftreten können, die doch ebenfalls durch Überwiegen des unteren Poles der Ätherkräfte charakterisiert ist.

Behandlung der Chorea

Zur Behandlung der Chorea muß man das Kind zunächst aus der Schule herausnehmen, um alle seelischen Traumen zu vermeiden, die das Benehmen des Kranken bestimmt hervorrufen würde, und die den Zustand nur verschlimmern. Als Mittel der Wahl kommt *Arsen* in Frage, so wie *R. Steiner* gesagt hat: Arsenisieren heißt astralisieren! Nur muß mit diesem Mittel vorsichtig umgegangen werden, damit es nicht seine Wirkung verfehlt, am besten wird es in seiner natürlichen Kombination von Eisen und Kupfer gegeben, wie es in einigen Quellen in Norditalien vorkommt (in Levico und Roncegno). Diese Kombination konnte bisher nicht künstlich hergestellt werden. Eisen bewirkt die Inkarnation des Ich, und Kupfer harmonisiert die Tätigkeit des Astralleibes. Es wird als Dilution gegeben, als *Levico D3*, 5 Tropfen früh und mittags. Von Dr. *Noll*, einem der Pioniere der anthroposophischen Medizin, stammen zwei ausgezeichnete Mittel für die Chorea: *Mygale comp. (Agaricus muscarius D3 / Datura D2 / Mygale D4 āā dil.)* und *Cuprum aceticum D4 / Zincum valerianicum D4.* Man gibt I und II zweistündlich im Wechsel je 5 Tropfen. Schwefelbäder sind ebenfalls sehr gut *(Kalium sulfuratum 30%,* 1 Kaffeelöffel auf ein warmes Vollbad), denn Schwefel stellt das Gleichgewicht zwischen Astralleib und Ätherleib wieder her. Falls die Möglichkeit besteht, sollte man unbedingt Heileurythmie machen lassen; die Erfolge sind ausgezeichnet.

Der Gelenkrheumatismus

Die Chorea wurde schon für eine Komplikation des akuten Gelenkrheumatismus gehalten, sie tritt jedoch oft isoliert auf. Trotzdem gibt es zwischen beiden Krankheiten Beziehungen; obwohl die Symptomatik ganz verschieden ist, haben beide Krankheiten ähnliche Ursachen. Der Ätherleib hat als Grundlage alles Flüssige im Körper, d. h. unseren Wasserorganismus. Dieser wird durchlüftet von einem Atmungsprozeß, d. h. durchatmet vom Astralleib mit Hilfe unseres Luftorganismus.

Bei der Polyarthritis ist die „Beatmung" zu schwach, die Atemfunktion des Astralleibes ungenügend. Dadurch finden sich im Körper ätherisch-wäßrige Reste, die wie Fremdkörper wirken und exsudativ-entzündliche Reaktionen hervorrufen. Am meisten werden davon die Lymphatiker betroffen (besonders die, die leichter zu Entzündungen neigen), bei denen das Ätherische und der Wasserorganismus überwiegen. *Dunbar*[1] hat die Gesichter dieser Kinder mit glatt und sorglos, den Gesichtsausdruck als engelsgleich beschrieben.

Die Tatsache, daß die Krankheit von Gelenk zu Gelenk springt, ruft den Eindruck hervor, als ob dieser ätherische Rest immer vor dem Astralleib ausweicht, sich vor ihm zurückzieht und so den Astralleib daran hindert, seiner umfassenden Tätigkeit nachzukommen. Da die Stoffwechselprozesse von unten kommen, verstehen wir nun auch, warum die Halswirbelgelenke, die so nahe am oberen Pol liegen, von denen die Strukturierungsprozesse ausgehen, von der Krankheit verschont bleiben, genau wie die kleinen Gelenke der Finger an der Peripherie des Körpers, wo die Nerven-Sinnesprozesse über den Stoffwechsel, der mehr zentral liegt, dominieren. Die Mädchen, die im Vergleich zu den Jungen weniger tief inkarniert sind, neigen mehr zu der Krankheit. Schließlich versucht der Astralleib, dem Körper durch massive Schweißausbrüche zu helfen. Dieses Schwitzen ist ein Heilprozeß und sollte daher nicht unterdrückt werden.

---

[1] Zit. nach *Husemann*: Das Bild des Menschen . . . (S. 449 op. cit.).

Der Gelenkrheumatismus und seine Behandlung

Die Behandlung muß zunächst versuchen, den Wasserorganismus anzuregen, am besten mit *Birkenblättertee,* um die Ausscheidung anzuregen und so den Eiweißstoffwechsel zu unterstützen, damit Eiweiß sich nicht als Exsudat niederschlagen kann. Dazu muß der Patient — und das ist sehr wichtig — vegetarisch, eiweiß- und salzarm ernährt werden. Das beste Grundheilmittel ist *Rheumadoron I und II* im zweistündlichen Wechsel 5 — 10 Tropfen (Nr. I: *Aconitum nap. pl. tot. D4 / Arnica pl. tot. D2 / Bryonia rad. D3 āā dil.,* Nr. II: *Colchicum tuber digest. D3 / Juniperus sabina summit. D4 āā dil.*). Lokal trägt man *Ungt. Arnicae 10%* auf, ohne die Salbe einzureiben, oder man macht nur wenig feuchte Umschläge mit *Arnica-Essenz* (1 Kaffeelöffel Arnica-Essenz 20% in $\frac{1}{3}$ Glas Wasser). Mit dieser Lösung befeuchtet, tränkt man leicht ein Flanelltuch — Arnica und Wolle passen gut zueinander — legt es auf das kranke Gelenk und feuchtet es 1 — 2mal am Tage an. Mit einer Gummiwärmflasche wird das Ganze gut warmgehalten. Den Kreislauf sollte man dabei mit *Cardiodoron* 3mal täglich 10 Tropfen stützen. Diese Behandlung führte bei mir stets ohne Komplikationen zur Heilung, und ich mußte nie auf Salizylate und antientzündliche Präparate zurückgreifen.

Skoliose und Kyphose

Im zweiten Jahrsiebt sollte besonders auf die Wirbelsäule geachtet werden, weil in dieser Zeit gern Skoliosen, Kyphosen und Lordosen auftreten. Diese werden — zu Recht — dem Schulbesuch angelastet, doch fälschlicherweise werden mechanische Ursachen angenommen, z. B. langes Sitzen und überschwere Schultaschen. Wir haben gesehen, daß das Erheben in die Senkrechte und die aufrechte Haltung eine Leistung des Ich sind (Tiere, die kein Ich haben, leben in der Waagerechten, selbst die Affen). Das Ich, das sich während des Schlafens aus dem Körper löst, kehrt am Morgen wieder zurück und sollte sich beim Erwachen lebhaft, munter und vollständig inkarnieren, was sich in Freude und Schwung zeigt. Nun inkarniert sich aber das Ich wegen der intellektuellen Überforderung im Unterricht nur widerwillig und ergreift den Körper nur unvollständig. (Es sind nicht die schwere Tasche, sondern der schwere Kopf.) Die Folge davon ist: Das Kind wacht morgens schlecht auf, ist brummig, schleppt sich nur mühsam hin, und seine Wirbelsäule hat nicht die Kraft, sich gegen die Schwere aufzurichten, sie wird krumm. Dazu werden noch die ätherischen Kräfte völlig von den abbauenden intellektuellen Prozessen absorbiert zum Nachteil der vegetativ-aufbauenden Prozesse.

Verhütung und Behandlung der Skoliose

Zur Behandlung nützt es nichts, nur den Lehrplan zu ändern; es kommt vielmehr auf die Art des Unterrichts an. Auf der medikamentösen Ebene müssen Ich und Ätherleib gestärkt werden vor allem mit *Nährkraftquell* (Weleda), mit *Phosphor* (D5 — D6 früh) und *Eisen* (Ferrum sidereum D10). Zudem können wir dem Ich helfen, den Körper besser zu ergreifen, indem wir frühmorgens die Schultern und den Rücken mit kaltem Salzwasser abreiben. (Eine Handvoll Meersalz auf einen Liter Wasser.) Zur Stärkung des Ätherleibes wird *Prunus spinosa D3* (3mal tägl. 10 Tropfen) oder *Prunus spinosa c. ferro* (Wala) gegeben. In schweren Fällen eines *M. Scheuermann* sollte die Befreiung vom Schulbesuch erwogen und *Disci comp. c. Stanno* im Wechsel mit *Betonica D3 / Rosmarinum D3* injiziert werden. Schließlich leistet auch hier die Heileurythmie gute Dienste.

Der Stimmbruch

Während des ganzen zweiten Jahrsiebts ruft der Astralleib eine tiefe Veränderung im Körper hervor, eine Reifung, dessen Ziel die Pubertät ist. Was wir äußerlich feststellen, den Stimmwechsel, die Umwandlung des ganzen Körpers, vollzieht sich in sehr kurzer Zeit verglichen mit dem Aufbau während der vorausgegangenen 7 Jahre, was dem Ganzen ein dramatisches Bild verleiht. Die Stimme wird bei den Jungen etwa eine Oktave tiefer, beim Mädchen zeigt schon die geringere Erniedrigung der Stimmlage um einen Ton, das weniger tiefe astrale Eingreifen an. Auch die mehr rundlichen weiblichen Formen sind Ausdruck intensiver Tätigkeit des Ätherleibes. Im Gegensatz dazu ergreifen bei den Knaben Ich und Astralleib den physischen Leib viel direkter vom Nerven-Sinnespol aus, der Körper des Jungen wird eckiger, das tiefere Einwirken des Astralleibes vom Nerven-Sinnespol in den Körper führt zur Bauchatmung und zu einer größeren Hirnkapazität.

Wenn sich diese Umwandlung vollzogen hat, wird der Astralleib seinerseits frei und steht für andere Aufgaben zur Verfügung. Er wird „geboren", so wie der physische Leib im Augenblick der Geburt, so wie der Ätherleib mit 7 Jahren, so jetzt der Astralleib mit 14 Jahren.

Diese Zeit der Wandlung ist für manche Kinder schwierig, sie wird von den Schülern der Rudolf-Steiner-Schulen leichter überwunden, da die Waldorfpädagogik neben der reinen Vermittlung des Lernstoffes vor allem den seelischen und geistigen Tatsachen mehr Rechnung trägt.

9. KAPITEL
Vom 14. bis zum 21. Lebensjahr

Die Geburt des Astralleibes

Die Geburt des Astralleibes um das 14. Jahr bringt den Jugendlichen, die die Schwelle der Pubertät überschritten haben, neuartige Kräfte, die anzuwenden sie lernen müssen. Die Art wie sie das tun, zeigt von neuem den Unterschied der Inkarnationsprozesse bei den zwei Geschlechtern. Bei dem jungen Mädchen, das weniger tief inkarniert ist, wirken die Astralkräfte mehr im Oberflächlichen, etwa wie ein Kleid, — wie ein Schmuckstück —, mit dem man spielen und die Wirkung auf andere ausprobieren kann. Das junge Mädchen wird immer versuchen, wie weit es gehen kann, und der Lehrer muß sehr wach sein, sehr geistesgegenwärtig und auch viel Humor haben, um immer das Gesicht zu wahren. Denn es geht nicht mehr, einfach autoritär zu erziehen wie im vorangehenden Jahrsiebt. Da hatte die Autorität ihren Platz, vorausgesetzt, daß sie von einer unzweifelhaften Überlegenheit ausging, die das Kind bewundern konnte. Autorität nach dem 14. Jahr zu fordern, riskiert, bloße Anmaßung zu werden und Revolte auszulösen.

Bei den Jungen wirken die Astralkräfte tiefer, intimer, sie rufen bei ihnen eine Art Schamgefühl hervor, daher die Neigung, sich auf sich selbst zurückzuziehen; sie wirken widerborstig, sie brummen wie ein Bär, statt richtig zu antworten. Autorität würde hier nichts nützen. Es braucht vielmehr Takt und Freundlichkeit, um den jungen Menschen zu zeigen, daß die Kräfte, die er noch nicht nutzen kann, ihm ein wacheres Bewußtsein, eine vorher nicht gekannte Urteilsmöglichkeit geben. Das ist die Zeit der unendlichen Diskussionen unter Freunden!

Der Mensch und das Tier

Beim Tier geht die Entwicklung nur bis zur Zeugungsfähigkeit, die gleichzeitig den Beginn des Alterns darstellt. Beim Menschen geht die Entwicklung über die Pubertät hinaus, und wenn später die körperlichen Kräfte abnehmen, kann sich der Mensch bis zum Tode auf der geistigen

Ebene weiterbilden und entwickeln, wenn er nicht ganz im Materiellen hängenbleibt und so in eine Art tierische Entwicklungsstufe zurückfällt.

Wir haben jetzt zweierlei Tendenzen vor uns, die mehr weiblichen und die mehr männlichen, wie sich die jetzt freigewordenen Astralkräfte integrieren, und die im extremen Falle die Vorbedingungen zu Krankheiten werden können. Bei jungen Mädchen können diese Kräfte eine Hysterie hervorrufen, wenn die Astralkräfte das Überquellen der Ätherkräfte nicht unter dem Einfluß des Ich beherrschen können. (Davon wurde bereits in Kap. 4 gesprochen.)

Wenn dagegen die mehr männlichen Tendenzen überwiegen und die Astralkräfte zu tief in den Organismus eingreifen, neigt sich das Seelische zu sehr dem Materiellen und dem Körper zu, was zu einer vorzeitigen Erotisierung führt und gelegentlich auch zur Schizophrenie. Es kann zwar auch bei den Jungen eine Hysterie und bei den Mädchen eine vorzeitige Erotisierung oder Schizophrenie auftreten, aber das ist seltener.

Die Chlorose

Eine Krankheit der jungen Mädchen, die früher sehr häufig war und auf einer ungenügenden Inkarnation des Ich beruht, ist heute selten geworden; die Chlorose oder die essentielle Anämie der jungen Mädchen. Sport und das viel aktivere Leben der jungen Mädchen lassen heute das Ich den Körper besser ergreifen. Bei der Chlorose distanziert sich gewissermaßen das Ich vom Körper, inkarniert sich widerstrebend, und die Kranke fühlt sich erdenfremd. Diese ungenügende Inkarnation zeigt sich im physischem Leib als hypochrome Anämie. Der Stoffwechsel des Eisens, des Inkarnationsmetalls, vollzieht sich nicht richtig ohne die Ichkräfte. Es handelt sich nicht um einen Eisenmangel, sondern um eine Assimilationsunfähigkeit, wenn auch eine übergroße Eisendosis vorübergehend die Störungen scheinbar beseitigen kann.

Die Chlorose und ihre Behandlung

Therapeutisch muß deshalb zuerst der Eisenstoffwechsel angeregt werden, was mit der Brennessel — *Urtica dioica* — möglich ist. Die Brennessel ist der eine Bestandteil vom *Anaemodoron*, der andere die

Erdbeere: *Fragaria vesca*. Die Brennessel wirkt weniger durch ihren Eisen-**Gehalt**, als durch ihren charakteristischen Eisen-**Prozeß**! Und die Erdbeere richtet diesen Prozeß auf das Blut hin. Man kann auch *Urtica dioica Ferro culta* 0,1% oder auch 1% nehmen, in dem das Eisen durch die Pflanze dynamisiert worden ist (vgl. Anm. 2, S. 48). Die besonderen Beziehungen, die die Anämie zum Ich und zum Licht hat, erfordern wie alle ungenügenden Inkarnationsprozesse *Phosphor* (morgens D6!). Weiter sollte man allen jungen Mädchen, die den Eindruck erwecken, als schwebten sie über der Erde, vorsichtig (!) etwas *Plumbum D6—10* geben und außerdem Kupfer, das die Eisenaufnahme im Körper ermöglicht. Kupfer wird wieder einmal als Salbe gegeben. (*Ungt. Cupri 0,4%* 1mal wöchentlich in die Milzgegend einreiben.) In ganz hartnäckigen Fällen kann man auch versuchen, die nächsten „Brüder" des Eisens im Periodischen System, Nr. 27 oder Nr. 28, z. B. *Kobalt*, therapeutisch einzusetzen.

Die Tuberkulose

Die Tuberkulose kommt zwar nicht ausschließlich im dritten Jahrsiebt vor, tritt jedoch häufiger in dieser Zeit auf, zudem hat die Tuberkulose eine gewisse ätiologische Verwandtschaft zur Hysterie. Die Hysterie wurde (s. S. 40) als ein Exzeß der vegetativen Aufbauprozesse gekennzeichnet. Wenn diese Prozesse nach oben in die Lunge übergreifen, schaffen sie dort die Vorbedingung zur Tuberkulose.

Die Infektion ist nicht der Anfang, sondern nur die Folge der anormalen Bedingungen, die im Körper herrschen. Das heißt aber nicht, daß es überhaupt keine Ansteckung gibt, nur findet die Ansteckung mehr im seelischen als im physischen Bereich statt. Bei Personen, die zusammen in einer Gemeinschaft leben, und die dadurch in der eigenen Persönlichkeitsbildung behindert sind, wobei die Vererbung eine gewisse Rolle spielt, färbt vieles gegenseitig aufeinander ab. Menschen mit einem weniger starken Ich ahmen andere sehr häufig nach, was dann den einzelnen zu dieser Krankheit disponieren kann. Der „hysterische" Typ mit seiner großen Labilität neigt offenbar ganz besonders zu diesem Ansteckungsmodus. Das alles stimmt überein mit der besonderen seelischen Verfassung des Tuberkulösen, seiner Phantasie, seinem Sinn für künstlerisches Schaffen, die das gerade Gegenteil vom abstrakten Denken sind, das von den Strukturkräften des Nerven-Sinnespols ausgeht. Die Patienten sind oft sorglos, flüchten vor den Realitäten dieser Welt, man hat den Eindruck, sie wollen sich nicht richtig inkarnieren, ähnlich wie bei der chlorotischen, essentiellen Anämie.

Die Lunge als Prädilektionsstelle für die Tuberkulose

Warum befällt die Tuberkulose besonders häufig die Lunge? Man muß an deren geringen Siliziumgehalt denken, der so gering ist wie in keinem anderen Organ, wenn man von der Nebenniere absieht, dem anderen kieselarmen Organ, das ebenfalls sehr häufig an M. Koch erkrankt! Das Pankreas dagegen, das kieselreichste Organ, erkrankt am seltensten an Tuberkulose. Und auffallenderweise findet sich die Tuberkulose auch häufiger in der rechten als in der linken Lunge, die rechte Lunge ist kieselärmer als die andere, die linke.

Der Kiesel, der Bergkristall, repräsentiert die Strukturkräfte des oberen Pols, er gleicht dem Licht, dem klaren Gedanken, der bis in die Abstraktion führt; alles das fehlt der Tuberkulose, die durch vegetative Prozesse gekennzeichnet ist, durch Exsudate, Verkäsung und Eiterbildung als Ausdruck von Stoffwechselprozessen. Wenn die Tuberkulose ausheilt, treten die entgegengesetzten Prozesse, Mineralisation und Verkalkung auf. Die Lunge, das unterste Organ des oberen Pols kann durch diese ihre Lage am wenigsten von den Strukturkräften ergriffen werden.

Die Rolle des Lichtes

Auf die enge Verbindung des Kiesels mit dem Licht wurde schon hingewiesen, und auf die wichtige Rolle, die dieses bei der Tuberkulose spielt. Lichtmangel fördert die Krankheit; zudem ist der *Koch*sche Bazillus außerordentlich lichtempfindlich, besonders gegen ultraviolette Strahlen. Auch die günstige Wirkung wohldosierten Lichtes auf Tuberkulosekranke ist bekannt. Im Gegenteil dazu treten schwerste Krankheitszustände nach unvernünftiger Sonnenbestrahlung auf. *R. Steiner* spricht von einem Lichtstoffwechsel: Das Licht wandelt sich um, wenn es in den

Körper eindringt. Es ist beim Licht genau wie bei den Nahrungsmitteln, es muß umgebildet werden und dieses metamorphosierte Licht wirkt bakterizid. Verfügt der Körper dabei über genügend metamorphosiertes Licht, können sich keine Bakterien entwickeln. Zwar kann ein Mangel an äußerem Licht die Ursache für das fehlende metamorphosierte Licht sein, viel öfter ist jedoch der Organismus, als Folge einer ungenügenden Ich-Tätigkeit in der Haut, nicht in der Lage, diese Metamorphose zu gewährleisten. Es ist daher gut zu verstehen, daß ein Mensch, dessen Haut durch übermäßige Sonnenbestrahlung geschädigt worden ist, nicht mehr in der Lage ist, das Licht zu metamorphosieren und daher besonders leicht massiv von Bakterien befallen wird. Diese doppelte Ätiologie, ungenügendes Licht und die Unfähigkeit, dieses Licht umzubilden, zu verwerten, fanden wir schon bei der Rachtitis.

Behandlung der Lungentuberkulose

Die Behandlung der Tuberkulose muß vor allem eine Stärkung der Strukturprozesse im Auge haben, die vom oberen Pol ausgehen. Es ist daher gut, wenn so ein Patient sein Denken intensiv übt und sich z. B. mit Geometrie beschäftigt. Ferner muß das „Überflüssige" des Stoffwechselpols durch Veränderung der Nahrungsaufnahme beeinflußt werden. Nichts ist falscher, als einen Tuberkulösen zu überfüttern. Den Lichtstoffwechsel kann man mit *Phosphor D5* beeinflussen, das frühmorgens gegeben wird, nur nicht in der Zeit von April bis Juni, weil es dann eine Hämoptoe hervorrufen kann. In diesen drei Monaten sollte statt dessen *Magnesium phosph. D6* genommen werden. Der Inkarnationsprozeß wird am besten mit Eisen angeregt, in Form von *Ferrum rosatum D3*, einer Verbindung von Eisen mit Rosenblütenblättern, das am besten gleichzeitig mit *Graphites D15* gegeben wird, dem auch diese Strukturkräfte eigen sind. Wir verordnen daher: *Ferrum rosatum D3 / Graphites D15 āā dil.*, 3mal tägl. 10 Tropfen. In floriden Fällen ist es vorteilhaft, *Ferrum chloratum cps.* zu geben. *(Ferrum sesquichloratum 0,1% / Graphites D15).* In gleicher Weise werden die gestaltenden Kieselkräfte, am besten in der pflanzlichen Form des Schachtelhalms *(Equisetum arvense)* gegeben. Dazu muß die Leber behandelt werden, mit *Chelidonium* oder *Vitis cps.*, denn eine gut arbeitende Leber verhindert das Übergreifen der Stoffwechselprozesse auf die Lunge.

Die Geburt des Ich

Um das 21. Lebensjahr findet die 4. „Geburt" statt, die des Ich. Nicht umsonst wird der Mensch zu diesem Zeitpunkt mündig, denn nur die freie Verfügung des Ich erlaubt es dem Menschen, vollbewußt verantwortlich zu handeln. Zwischen dem 14. und dem 21. Lebensjahr ist das ganze Denken noch stark gefühlsbetont, doch jetzt nach dem Freiwerden des Ich kann der Mensch wahrhaft objektiv denken und danach handeln. Er kann! Aber ob er es tut, ist eine andere Frage.

Natürlich gibt es in der Entwicklung des Individuums noch andere 7er Perioden, aber sie haben weniger Bezug zur Medizin, aus diesem Grunde bleiben sie hier unberücksichtigt. Die angeborenen, natürlichen Begabungen des Lebens führen über diese 21 Jahre hinaus, bis zum 28. Lebensjahr, entscheidend aber für das weitere Leben ist die eigene Arbeit an uns selbst!

Diese Arbeit ist schwer, viele ersparen sich diese Mühe und bleiben geistig das ganze Leben lang auf dieser Altersstufe stehen.

Dritter Teil

DIE VIER HAUPTORGANE

Seit langem hat man gewissen Organen, bzw. Organgruppen eine beherrschende Rolle im körperlichen Geschehen zuerkannt, die man als Kardinal- oder Hauptorgane bezeichnet oder auch meteorologische Organe genannt hat.

Aus alter Überlieferung werden diese Organe mit den vier Naturelementen — Erde, Wasser, Luft und Feuer — sowie den vier Temperamenten in Beziehung gesetzt. Die Anthroposophie zeigt außerdem, daß ihnen auch die vier Wesensglieder zugeordnet werden können. In der nachstehenden Tabelle wird die gegenseitige Zuordnung aufgezeigt:

WESENS-GLIEDER	HAUPT-ORGANE	ELEMENTE	TEMPERA-MENTE
Ich	Herz	Wärme	cholerisch
Astralleib	Niere	Luft	sanguinisch oder nervös
Ätherleib	Leber	Wasser	lymphatisch oder phlegmatisch
Phys. Leib	Lunge	Erde	melancholisch

Tab. 3

Durch die Kenntnis dieser Beziehungen wird nun auch die Pathologie dieser Organe besser verstanden. Im folgenden soll nun gezeigt werden, wieweit es möglich ist, diese Beziehungen durch exakte Beobachtungen zu bestätigen, und wir wollen für jedes dieser Organe einige typische krankhafte Veränderungen und deren psychische und körperliche Symptomatik darstellen.

Im 4. Kapitel (siehe S. 46) haben wir gesehen, wie sich eine krankhafte Störung in drei Bereichen auswirken kann: auf der physischen, der ätherischen und funktionellen und auf der seelischen oder astralischen

Ebene. So sollen im folgenden die Verbindungen zwischen den einzelnen Bereichen aufgezeigt werden, insbesondere auch, wie jedes einzelne Organ als ein „Spiegel der Seele" wirkt. Daraus können dann neue therapeutische Impulse für eine anthroposophische Medizin abgeleitet werden.

10. KAPITEL

Die Lunge

Das Erdenorgan

Wegen der Atmung scheint die Lunge a priori das „Luftorgan" zu sein, doch ist nicht die Substanz, die das Organ passiert, entscheidend, sondern die Rolle, die dieses im Körper spielt. Die Lunge ist vor allem das Organ, das uns in eine direkte Beziehung zur äußeren physischen Welt bringt. Der Verdauungsapparat beispielsweise hat keine direkten Beziehungen zur äußeren Welt, denn die Nahrungsmittel müssen nach der Nahrungsaufnahme erst umgebildet werden, bevor sie ins Innere des Organismus gelangen dürfen, was bei der Luft nicht der Fall ist. Die Lunge beginnt erst zu funktionieren, wenn der Mensch „zur Erde kommt", sie ist daher ein Inkarnationsorgan.

Mit dem ersten Atemzug verbindet sich der Astralleib mit dem physisch-ätherischen Leib bis zum letzten Atemzug, mit dem der Astralleib im Augenblick des Todes den Körper endgültig verläßt. Bei jedem Einatmen wird diese Bindung zwischen den oberen und unteren Wesensgliedern enger, bei jedem Ausatmen lockerer.

Schon das allein genügt, um die Lunge als ein „Erdenorgan" zu kennzeichnen. Darüber hinaus ist die Lunge eng an das nervöse System gebunden (= an den Kältepol des Körpers). Das zeigen die Embryonalentwicklung und auch die Organfunktion; die Lunge ist viel enger mit dem Nervensystem verbunden als das Herz, weswegen der Mensch willkürlich atmen kann.

Die Lunge ist außerdem mit einer Organtemperatur von etwa 35,5° ein „kaltes" Organ, und Kälte ist schließlich ein ganz charakteristisches Zeichen für Erdenhaftes.

Weiter greift die Lunge als Regler des CO_2-Gehaltes in den Karbonat-Stoffwechsel ein, ganz besonders in den des Kalziumkarbonates, das ein typisches *Erden*element ist, um zu intensiv lebendige Prozesse durch das *Kalziumkarbonat* im Gleichgewicht zu halten. Es findet hier im menschlichen Organismus dasselbe statt wie in der außermenschlichen Natur: Das Ablagern von Kalk als Depot in der Austernschale verhält sich polar zu den zu intensiven Lebensprozessen der Auster. Dort bei der Auster und beim Menschen, überall, wo gesteigerte Lebensprozesse zurückgehalten werden müssen, damit sie sich nicht nachteilig auf das Bewußtsein auswirken können, wird *Conchae (Calcarea carb.)* gegeben.

Asthma

Diese Erdenorgan-Eigenschaft der Lunge sollte sich aber in physiologischen Grenzen halten. Tritt sie zu sehr in den Vordergrund, führt das beispielsweise zum Asthma. Beim Asthma treten Krämpfe auf; die Lunge wird in den Lungenalveolen zurückgehalten, weil sich der Astralleib zu intensiv mit dem Organ verbindet. Der Kranke hat Angst, auszuatmen, und diese Angst ist ein typisches Kennzeichen des Astralleibes. Da aber die Luft zurückgehalten wird, kann nicht eingeatmet werden. Diese enge Bindung des Astralleibes an das Organ, „drückt" auf dieses und führt zur Schleimsekretion. Dadurch wird die Atemnot noch stärker.

Man sollte sich stets bewußt sein, daß jede Exkretion im Körper durch den Astralleib geschieht, die eigentliche Drüsensekretion dagegen ein Äthergeschehen ist. Der Schleim beim Asthmaanfall ist zäh und enthält strukturierte Elemente, die *Curschmann*schen Spiralen bzw. die *Charcot-Leyden*schen Kristalle. Diese aber sind Zeichen eines Mineralisationsprozesses, einer Betonung des „*Erdigen*", und die Krämpfe sind der Versuch des Astralleibes, mit diesen Verhärtungsprozessen, diesem anormalen Widerstand, fertig zu werden. Der am Kopfpol normale Strukturprozeß verlagert sich beim Asthma pathologischerweise in die Lunge.

Wenn wir denken, *kristallisieren* wir gleichsam eine *Idee,* halten sie fest, und diese wird dann dank der Tätigkeit des Astralleibes *gestaltet.* Treten aber derartige Strukturierungs- und Verfestigungsprozesse in der Lunge auf, so ist das anormal, die Verbindung mit der Außenwelt sollte ein rhythmisches, harmonisches Austauschen sein.

Asthma und Tuberkulose

Das Gegenteilige zum Asthma geschieht bei der Tuberkulose, bei der das zum Stoffwechselpol Gehörige die Tendenz hat, sich über die Lunge auszubreiten. Dabei geht die Form verloren, die Gewebe lösen sich auf, und Bakterien breiten sich aus. Beim Asthma dagegen treten Krämpfe auf, mineralisierende Prozesse und übertriebene Strukturierung, die

Lunge wird dabei zu sehr „*Erde*". Eine ähnliche Polarität zeigt sich auch in der seelischen Struktur dieser Kranken. Der Tuberkulöse hat Phantasie, ist sorglos, der Asthmatiker dagegen ängstlich, auf sich bezogen. Der Tuberkulöse wirkt jünger, der Asthmatiker älter als er tatsächlich ist. Nur durch die die Heilung begleitenden Mineralisierungsprozesse altert der Tuberkulöse nun auch schneller.

Asthma und exsudative Diathese

Das Asthma gehört zum Formenkreis der exsudativen Diathese, bei der Stoffwechselfunktionen in die Nerven-Sinneszone verlegt werden, zu der auch die Haut gehört. Das widerspricht scheinbar dem über das Asthma Gesagten, doch wie bei einem Pendel, das von einem Extrem ins andere hinüberschwingt, können auch hier die Prozesse von einer Seite zur anderen pendeln. So tritt z. B. Asthma dann häufig auf, wenn die Symptome der exsudativen Diathese unterdrückt werden, oder auch nach einer Grippe, einer Pneumonie, selbst im Anschluß an eine Tuberkulose, vor allem dann, wenn diese Krankheiten mit Antibiotika behandelt worden sind.

Asthma und Bronchitis

Darüber hinaus gibt es aber auch asthmatische Zustände, aus ganz anderen Ursachen, die vom Stoffwechselpol ausgehen, z. B. bei den Stoffwechseltypen (typus digestivus), bei denen die astralbedingten Krämpfe auf einer zu starken substantiellen Überlastung des Stoffwechselpols beruhen. Diese Patienten gehören zur Gruppe der Patienten mit chronischer Bronchitis, die zuweilen zusammen mit einem Asthma auftritt.

Asthmabehandlung

Zur Behandlung des Asthma hat *Rudolf Steiner* drei Hauptmittel angegeben, die injiziert werden sollen:
1. *Prunus spinosa D5* in den Nacken,
2. *Nicotiana tabacum D10* in den kostovertebralen Winkel,
3. *Gencydo 1%—3%* zwischen die Schulterblätter.

Diese Mittel werden in dieser Reihenfolge alle 2 Tage, d. h. 3mal wöchentlich, subkutan injiziert.

Die Schlehe, *Prunus spinosa,* hat ein Übermaß von ätherischen Kräften, die sich nicht in einem rapiden Pflanzenwachstum erschöpfen; mit diesen Ätherkräften kann die Pflanze dem Ätherleib solcher Menschen helfen, die erschöpft sind, deren Lebenskraft darniederliegt.

Nicotiana tabacum wirkt ganz besonders auf den Luftorganismus, darum wird auch der Tabak geraucht. Das Innere des Blattes von Nicotiana tabacum ist schwammig, es zeigt sich hier ebenfalls die Verwandtschaft zum Luftelement. Damit wird der Astralleib unterstützt. Die Nicotiana „gleicht Deformitäten des Astralleibes aus", sagt *Rudolf Steiner.* Nicotiana wird am zweckmäßigsten in den kostovertebralen Winkel, in die Nähe der Nieren, injiziert, den „Luftorganen", in denen der Astralleib besonders tätig ist.

Gencydo ist eine Mischung aus Zitronensaft und Quittenschleim, die vor allem auf die Schleimhäute wirkt, sie stärkt und weniger empfindlich macht. Übrigens ist Gencydo das Heuschnupfenmittel, das auf S. 112 noch im einzelnen besprochen wird. Um die Injektionsbehandlung noch wirkungsvoller zu gestalten, hat *R. Steiner* den Rat gegeben, morgens 10 Tropfen *Quercus e cort. 10%* und abends *Veronica officinalis* zu geben, sei es als Tee oder vom 10%igen Auszug, 10 Tropfen Veronica hilft dem Astralleib, sich zu lösen und erleichtert damit das Einschlafen; Quercus wirkt dagegen in derselben Richtung wie Conchae.

Beim Anfall werden gelegentlich Spasmolytika bei den Patienten, die daran gewöhnt sind, benötigt; oft hilft aber schon eine Injektion mit *Lobelia D6* — ein Heilmittel aus einer Pflanze, deren Frucht eine bläschenförmige Kapsel ist, in der die Luft zurückgehalten wird; es ist das ein ähnlicher Vorgang, wie wir ihn beim Asthma beobachten können. Ebenso wie Nicotiana, hat auch Lobelia eine ausgesprochene Beziehung zum Luftorganismus; die Pflanze wird mitunter auch von den Indianern Nordamerikas geraucht! *Belladonna D3* als Injektion wirkt krampflösend, besonders bei Kindern. Bei älteren, mehr verhärteten Patienten ist es zweckmäßig, die Behandlung mit einem Schwefelbad zu beginnen. *(Kalium sulfuratum 30%,* 1 Eßlöffel auf ein Vollbad.)

Mit diesen Maßnahmen wird die Asthmabehandlung begonnen, dann aber individualisiert, um das zu sichern, was bisher erreicht wurde. Dazu sollte man aber noch genauer wissen, welche Faktoren für gewöhnlich einen Anfall auslösen, Temperament, Klima, Witterungseinflüsse u. a. m.

Für Patienten, die gegen feuchte Wärme empfindlich sind, eignet sich *Blatta orientalis,* dagegen *Conchae* und *Arsenicum album* bei Kälteempfindlichkeit und *Apis* für die Wärmeempfindlichen. Nicht selten führt eine solche Behandlung zu einem akuten Fieberschub, dieses „Heilfieber" darf aber nicht unterdrückt, sondern muß sehr sorgfältig und schonend behandelt werden. Mitunter tritt dabei auch wieder ein Ekzem auf, das ausgeleitet werden muß und nicht unterdrückt werden darf. Auf diese Weise konnte ich viele — vor allem kindliche — Asthmakranke heilen. Es ist immer wieder eine große Freude für den Arzt, wenn er sieht, wie diese elenden, dürftigen Geschöpfe, denen oft der Kopf scheinbar zu tief zwischen den Schultern eingeklemmt sitzt, sich langsam aufrichten, alles Versäumte nachholen und sogar Sport treiben, z. B. Skilaufen können.

Heufieber und Allergie

Obwohl das Heufieber nicht eigentlich zu den Lungenkrankheiten gehört, werden wir es hier besprechen, weil es dem Asthma verwandt und ebenfalls eine allergische Erkrankung ist.

Doch: Was ist Allergie? Den Begriff der Allergie verstehen wir am besten durch einen Vergleich mit einem bestimmten psychischen Verhalten. Mit manchen Menschen umzugehen, ist schwierig, weil sie uns unsympathisch sind, und wenn wir cholerisch veranlagt sind, bringt uns der Umgang mit ihnen aus der Fassung. Wir sind gegen sie sensibilisiert, was sich in Worten äußert und uns zu Taten hinreißen lassen kann. Diese außergewöhnliche Abneigung ist der Ausdruck unseres Gefühlslebens, den anderen mit allen Kräften unseres Astralleibes abzuweisen. Aber dieser Kraftaufwand steht in keinem Verhältnis zur auslösenden Ursache, und diese Reaktion wirkt auf Unbeteiligte unverhältnismäßig. Genau das gleiche findet sich bei der Allergie. Die Reaktion der Schleimhäute beim Heuschnupfen steht in keinem Verhältnis zu den wenigen Pollenkörnern, die den Heuschnupfen auslösen. Das Niesen ist im Körperlichen dasselbe wie der Zorn und die Antipathie im Seelischen. Nicht die Pollenkörner, sondern die Konstitution ist schuld an dieser Explosion. Die lebhaften Reaktionen des Astralleibes, diese Krämpfe, sind praktisch immer ein Zeichen der Schwäche, ähnlich wie wir es von dem Bergsteiger geschildert haben, der sich in der Wand verkrampft, wenn er schwach und müde wird (siehe S. 58).

111

Die Behandlung des Heuschnupfens

Die Behandlung des Heuschnupfens zielt daher auf ein Harmonisieren und auf ein verstärktes Eingreifen des Astralleibes in die Schleimhäute. Dafür hat R. Steiner *Gencydo (Mucilago cydoniale/Succus citri)* angegeben. Wenn der Zitronenbaum blüht, duftet er intensiv, leicht süßlich. Diesem Versprühen beim Blühen folgt das Zusammenziehen in der Frucht. Die zentripetale Tendenz führt hier nicht bis zum völligen Austrocknen wie beim Korn, sondern es kommt zu einer Flüssigkeitsanschoppung, die die ätherischen Kräfte ins Spiel bringt. Dieses Flüssige wird durch eine lederartige Schale nach außen hin begrenzt, d. h. das Flüssige im Innern bleibt dadurch erhalten. Dieses Zusammenziehen zeigt sich auch in der Säurebildung zuungunsten der Zuckerstoffe. Wenn wir so mit Zitrone behandeln, weisen wir dem Körper ein Vorbild. Die Schleimhäute werden widerstandsfähiger, lassen nicht mehr so viel Flüssiges durch, trocknen andererseits aber nicht aus, sie bleiben feucht. Die Quitte hingegen hält den Zuckerbildungsprozeß zugunsten der Schleimbildung zurück, deren Rolle wir von den Schleimhäuten her kennen, sie ist eine herbe harte Frucht, deren Eigenschaften die Zitronenwirkung verstärkt.

Gencydo wird 2mal wöchentlich subkutan injiziert[1], in die Fossa supraspinata. Gencydo soll bereits vor dem Auftreten des Heuschnupfens gegeben werden, d. h. Ende März bis Anfang April, eine zweite Serie mit 10 Injektionen gibt man im Herbst. Außerdem muß die ganze Nasenschleimhaut mit Gencydo flüssig befeuchtet werden, am besten mit einem Zerstäuber. Wenn die Lösung zu zähflüssig sein sollte, muß sie dementsprechend verdünnt werden. Schon im ersten Jahr wird sich der Patient oft auffallend besser fühlen, trotzdem sollte er drei Jahre hintereinander behandelt werden; im ersten Jahr mit 1%igem, im zweiten und dritten Jahr mit 2% und auch 3%igem Gencydo. Bei konsequenter Behandlung heilt der Heuschnupfen in diesen drei Jahren aus.

Unterschied zwischen Asthma und Heuschnupfen

Wenn sich auch Asthma und Heuschnupfen wegen ihres allergischen Charakters ähnlich sind und auch zum Teil ähnlich behandelt werden

---

[1] Nach einer Angabe von Dr. *Belart* (Weleda Korrespondenzblätter für Ärzte 94/1978, S. 37) kann man auf Injektionen verzichten, wenn man mit einem Nebulisator Gencydo-Ampullen inhaliert.

können, so verhalten sie sich andererseits eher entgegengesetzt. Beim Heuschnupfen zeigt sich eine starke zentrifugale Tendenz (Schnupfen, Niesen); Asthma dagegen führt sozusagen zentripetal zur Mineralisation, zur Bildung von Kristallen. Durch Gencydo wird die Lunge davor bewahrt, weiter auszutrocknen, noch weiter „Erde" zu werden; die Lunge bewahrt so ihre eigene Sukkulenz, ihren normalen Feuchtigkeitsgehalt.

Die Rolle der Lunge im Seelischen

Die Lunge sorgt für einen ständigen Luftwechsel, einen ständigen Austausch mit der äußeren Welt. Die psychische Rolle der Lunge besteht in der Verwirklichung der seelischen Verbindung des Menschen mit seiner Umwelt. Der zwischenmenschliche Kontakt ist gleichsam ein fortdauerndes Ein- und Ausatmen. Eine Deformierung der Oberfläche des Organs (siehe S. 46) hindert die Lunge daran, „Spiegel der Seele" zu sein, und dadurch werden die normalen Beziehungen zur Umwelt erschwert. Eine derartige Deformierung kann konstitutionell bedingt sein und sich im Temperament zeigen, sie kann auch später auftreten und so zu seelischen Störungen führen.

Das melancholische Temperament

Wenn die Lunge als „Erden"-Organ im Körper überwiegt, wird der Körper als Ganzes vom Prinzip „Erde" beherrscht. Der Körper wird dann dichter, physischer, als er sein sollte, Ich und Astralleib können sich nur schwer inkarnieren. Die oberen Wesensglieder gleichen dann einem Menschen, der mit viel zu schweren Werkzeugen, sich viel zu viel anstrengen muß, um seine Aufgabe zu erfüllen.

Der physische Leib des „Lungenmenschen" ist tatsächlich schwer, dicht und wenig beweglich. Sein Gang ist schwerfällig, wie wenn er Lehmklumpen an seinen Füßen hätte; der Kopf hängt tief nach unten, und der Rücken ist krumm, wie zu Boden gedrückt. Das aber ist das Bild des Melancholikers!

Da der Melancholiker seinen Körper nicht beherrschen kann, ist dieser ihm eine Quelle von Mühe, von Leiden. Er möchte sich am liebsten in sich zurückziehen. Er hat *Angst vor seiner Umgebung* und fürchtet die

113

Menge. Er kauft lieber als Unbekannter in einem großen Kaufhaus ein, statt in einem kleinen Laden, in dem er einen engeren Kontakt zu den Verkäufern hat.

Psychosen und Lunge

Steigern sich diese Eigenschaften ins Krankhafte, kommt es zur Agoraphobie. Das Überschreiten eines Platzes, wobei er nirgendwo Schutz hat, ist für diesen Kranken eine wirkliche Qual. Er zieht sich immer mehr in sich zurück, er kommt in eine Traumwelt, die nicht phantasievoll, sondern dürr ist. Dieses *Fixieren der Ideen* gleicht aber dem Zurückhalten der Luft beim Asthma. Schließlich verfällt er in eine tiefe Melancholie oder wird von Wahnvorstellungen verfolgt.

Behandlung der melancholischen Psychosen

Diese psychischen Störungen, die mit der Lunge zusammenhängen, müssen zunächst mit *warmen Schwefelbädern* behandelt werden. Ebenso kann *Schwefel* bzw. *Hepar sulfuris* gegeben werden; der Schwefel aktiviert den Stoffwechsel und wirkt gegen die Verhärtung. Das spezifische Heilmittel aber ist Merkur, der große Mobilisator[1], als *Nasturtium Mercurio cultum (0,1% oder 1%), Pulmo D6*[2] als subkutane Injektion in den Brustkorb, 2 — 3mal wöchentlich.

Rudolf Steiner[3] hat zudem den Rat gegeben, Melancholiker für die Leiden anderer zu interessieren, damit sie sich nicht weiter in sich zurückziehen können. Melancholischen Kindern sollte viel Zucker gegeben werden.

---

[1] In einer späteren Veröffentlichung werden die Beziehungen zwischen Organen, Planeten und Metallen noch eingehender dargestellt.
[2] als Mischspritze
[3] *Steiner, R.:* Das Geheimnis der menschlichen Temperamente. Zbinden Verlag, Basel 1967.

11. KAPITEL

Die Leber

Die Leber, das Organ des Lebens

Die Leber kennenzulernen, ist bald so schwierig, wie sich in einem tropischen Urwald zurechtzufinden. Dieses venöse Hauptorgan des Körpers ist sehr flüssigkeitsreich, hat kaum mehr Trockensubstanz als das Blut und ist, wenn auch nicht, wie man es lange geglaubt hat, der Wärmepol des Körpers, so doch ein sehr warmes Organ. Im Gegensatz zur Lunge mit ihrem ausdifferenzierten Bronchialbaum ist die Leber weich, nur sehr wenig strukturiert, und im Gegensatz zur Niere kann sich die Leber weitgehend regenerieren, ja im Tierversuch können bis zu 80% Organsubstanz ohne weiteres entfernt werden, die Leber wächst wieder nach. Eine derartige Vitalität gibt es sonst nur in der Pflanzenwelt.

Das deutsche Wort „Leber" hängt wahrscheinlich eng mit dem Wort Leben zusammen (= das Organ, das Leben schafft), ebenso wie liver im Englischen auf *to live* zurückgeht, ein Hinweis, daß die Menschen früher instinktiv einen Zusammenhang zwischen diesem Organ und dem Leben angenommen haben. Möglicherweise kommt das französische Wort *foie* von *ficator*, das in seiner sprachlichen Wurzel auf *végétal* (pflanzenhaft) hinweist. Und schließlich ist *le figuier* (= der Feigenbaum) der Baum des Lebens! Auch *figer* (= gerinnen) besagt, daß eine Flüssigkeit die Konsistenz der Leber annimmt, jenen Zustand, zwischen den beiden Prozessen des *solve et coagula*, den die Alchimisten weder flüssig noch fest benannten. Unter vielen anderen Tatsachen fällt vor allem die Rolle der Leber im Wasserhaushalt ins Auge: Der Einfluß auf die Diurese, die Transsudation, die Ödembildung, auch auf den Aszites des portalen Hochdrucks, einer Störung, die viel tiefere Ursachen hat, als nur die einer mechanischen Behinderung. Schließlich liefert die provozierte verzögerte Ausscheidung den experimentellen Beweis für die Zusammenhänge zwischen Leber und Wasserhaushalt. Dieser flüssige Zustand ist unerläßlich für die inneren chemischen Umsetzungen, die in diesem Organ stattfinden. Die Leber ist so das Zentrum des Wasserorganismus, Träger unseres Ätherleibes. Daher sagt R. *Steiner*, und *Schwenck*[1] hat das experimentell

---

[1] *Schwenck, Th.*: Grundlagen der Potenzforschung. Schwäb. Gmünd 1954.

bewiesen: Die Leber ist ganz und gar abhängig von der Qualität des Wassers der Gegend, in der wir leben.

Das Zentrum des Stoffwechsels

Chemie oder Alchemie? In dem Maße, in dem die Leber viel mehr als andere Organe „eine Enklave der äußeren Natur" ist, wie *R. Steiner* sagt, d. h. sich in ihrem Innern dieselben Prozesse abspielen wie in der übrigen äußeren Natur, arbeitet die Leber wie ein chemisches Labor. Deshalb können auch diese Leberprozesse leicht mit den üblichen Labormethoden nachgewiesen werden. Aber sowie der Ätherleib diese Umsetzungen bewirkt, kommen wir in den Bereich der Alchemie, z. B. beim Auf- und Abbau des Glykogens. Bei der Glykogenese wird aus der Glukose des Blutes das Glykogen aufgebaut, ein stärkeähnlicher, unlöslicher Stoff, der in der Leber gespeichert wird, und beim Abbau wird das Glykogen wieder in Glukose zurückverwandelt. Diese Prozesse sind typisch für das alchemistische „Solve et coagula!". Beide Prozesse wechseln sich unabhängig von den Mahlzeiten in einem regelmäßigen Rhythmus ab. Der Assimilisationsprozeß des Glykogenaufbaus beginnt um 15 Uhr, um seinen Höchstwert um drei Uhr nachts zu erreichen. Der Abbau dagegen, der Dissimilationsprozeß, beginnt um drei Uhr morgens und erreicht sein Maximum um 15 Uhr, er ist somit ein Tagesprozeß[1].

Ähnliche Verhältnisse finden wir beim Stärke- und Zuckeraufbau in der Pflanze, was wiederum auf die Beziehungen zwischen Pflanzenwelt und Ätherkräften hinweist und das auf S. 115 erwähnte Beispiel des tropischen Urwaldes bestätigt.

Die Tatsache, daß die Leber außer dem arteriellen und dem venösen Kreislauf, den alle anderen Organe auch haben, noch einen Pfortaderkreislauf hat, durch den sie zusätzlich CO_2 bekommt, zeigt ebenfalls die Ähnlichkeit der Leberprozesse mit denen der Pflanzenwelt und ganz besonders mit denen des Blattes.

Der Wärmepol

Die Leber ist vor allem das Wärmeorgan. Auch hier spiegelt die Sprache instinktive Volksweisheit wieder: Im Russischen heißt die Leber: *petschen,* von *petsch,* dem in der Mitte des Hauses gelegenen warmen

---

[1] *Wachsmuth:* Erde und Mensch. Dornach S. 329.

Ofen. Die russische Sprache sieht so in der Wärme die Haupttätigkeit der Leber; Wärme aber ist die Voraussetzung für den Fett- und Gallenstoffwechsel. Die Galle trägt neben der Lipase des Pankreas zur Fettverdauung bei, die Fette aber müssen die Körpertemperatur aufrechterhalten. Die Gallensekretion, die mit dem Abbau der Nahrungsmittel im Darmkanal zusammenhängt, hat denselben Tages- und Nachtrhythmus wie der Glykogenabbau, der um drei Uhr nachts beginnt und sein Maximum um 15 Uhr hat. Die Galle wird in der Gallenblase gespeichert und bei Bedarf entleert.

Die Tatsache, daß beides, Zuckerregulation und Gallensekretion in ihrem Rhythmus unabhängig von der Nahrungsaufnahme sind, bestätigen die Vorstellung der Leber als einer „Enklave der äußeren Welt"!

Die Beziehungen zum Feuchten und zur Wärme sind sowohl für die Physiologie wie auch für die Pathologie entscheidend. Wir finden so Krankheiten, die durch ein Zuviel oder ein Zuwenig an Feuchtigkeit oder auch durch ein Zuviel oder Zuwenig an Wärme charakterisiert sind.

Störungen des Wasserhaushaltes

Wenn die Leber den Wasserhaushalt nicht mehr gewährleisten, das Wasser nicht mehr binden kann, macht sich das Wasser selbständig, wirkt als Fremdkörper im Organismus; es zirkuliert nicht mehr, sondern staut sich, es kommt zu Ödemen und Transsudaten. Da sich diese Ödeme weiter von der Leber entfernt entwickeln, wird die Leber meistens nicht als deren Ursache erkannt. Es wird dann eine mehr oder weniger hypothetische Lokalursache angenommen und oft erst durch die Therapie die wahre Ursache erkannt. Nur zuweilen treten in diesen Transsudaten reaktive Entzündungen auf, die Flüssigkeit stagniert und verhält sich damit wie ein Fremdkörper, den der Organismus durch eine Entzündung ausstoßen will (siehe Kap. 6). Die Zirrhose ist der entgegengesetzte Prozeß, den man richtiger Leberverhärtung nennen sollte. Diese Erkrankung ist durch eine Verhärtung des Lebergewebes gekennzeichnet, das „Coagula" überwiegt das „Solve". Die Leber kann nichts mehr „verlebendigen", vor allem nicht das Flüssige, die Flüssigkeit staut sich, es kommt zum Aszites; auch Synovialergüsse und Arthrosen können ebenfalls derartige, leberbedingte Wasserhaushaltsstörungen sein. Dieser Formverlust, sei es durch zuviel Flüssiges oder durch zu viele Verhärtungen in den artikulären und periartikulären Geweben, kann durch eine Lebertherapie beseitigt werden.

Störungen der Gallentätigkeit

Die Störungen der Gallentätigkeit hängen mit dem Wärmeelement zusammen. Das zeigt die katarrhalische Hepatitis, deren Ursache häufig entweder der Verbrauch von zu vielem oder qualitativ minderwertigem Fett ist. Wenn der Körper die Fette nicht mehr richtig umsetzen kann, wirken sie im Organismus als Fremdkörper und erregen „parasitäre Wärmeherde" (*Rudolf Steiner*), die dann Nährböden für Viren und für weitere Entzündungsprozesse sein können. Auch das gehäufte Auftreten im Sommer und in warmen Ländern weist auf den Zusammenhang der Hepatitiden mit der Wärme hin. Mit dieser Entzündung geht eine Blutüberfülle einher, und die Leber produziert vermehrt Galle, die sich aber, so paradox es scheint, nicht über die Gallengänge entleeren kann, sondern ins Blut zurückgestaut wird. Die Gallenflüssigkeit tritt dann ins Blut, breitet sich über den ganzen Organismus aus, es kommt zur Gelbsucht, zum Ikterus. Dieses Geschehen gleicht dem Brand eines Kinos, wo die Leute sich so gegen die Tür drängen, daß sie nicht mehr herauskommen können.

Die Gallensteinbildung

Bei der Steinbildung beobachten wir das Gegenteil: Die Leber ist zu kalt, der Gallenfluß ungenügend und so bilden sich Ablagerungen in Form von Steinen in den Gallenwegen. Die Gallenkoliken sind der übermäßige Versuch des Astralleibes, sich dieser Steine zu entledigen.

Neuartige Medikamente

Rudolf Steiner hat für eine neuartige Leberbehandlung drei Heilmittel vorgeschlagen:
1. *Hepatodoron* (Fragaria vesca fol. 40 mg, Vitis vinifera fol. 40 mg āā)
2. *Choleodoron* (Chelidonium 2,5 % / Curcuma rhiz. 2,5 āā dil.)
3. *Stannum* (Zinn)
   R. Steiner hat auf solche Pflanzen wie *Cichorium intybus* und *Taraxacum* aufmerksam gemacht.

Das Hepatodoron

Hepatodoron ist eine Mischung aus Erdbeer- und Weinblättern. In der feuchten Wärme des Unterholzes wächst die Walderdbeere (auch hier findet sich wieder der Bezug zum tropischen Urwald) und entwickelt dabei einen Zuckerbildungsprozeß, der in den fleischigen Fruchtknoten mit den vielen Kernchen zum Ausdruck kommt. Ebenso bildet die Weinrebe intensiv Zucker, nur wächst die Weinrebe in der vollen Sonne, im vollen Licht. Das führt zur Bildung einer Traube mit vielen Beeren, von denen jede einige Körner einschließt. Jedoch werden von beiden Pflanzen nicht die Früchte, sondern die Blätter verwendet, weil hier der Zukkerbildungsprozeß seine größte Intensität hat. So tragen beide Pflanzen je einen gegensätzlich gearteten Zuckerbildungsprozeß in sich, weswegen Hepatodoron nicht auf eine Funktion wirkt, sondern Einfluß auf das Gleichgewicht der verschiedenen Tätigkeiten der Leber hat. So kann Hepatodoron bei allen Leberkrankheiten verordnet werden, besonders aber bei denen, die mit der Zirkulation und dem Wasserhaushalt zusammenhängen. Durst und Verlangen nach Zucker sind dabei Leitsymptome[1]. *Hepatodoron* wird am besten 3mal täglich gegeben, 1 Tablette vor den Mahlzeiten.

Das Choleodoron

Choleodoron besteht aus *Chelidonium majus,* dem Schellkraut und aus *Curcuma javanica.* Schellkraut, auch Schellwurz, wächst an alten Mauern, hat gelappte, zarte Blätter und steht mit seiner Zartheit in einem eigenartigen Gegensatz zu der Härte seiner Umgebung, in der es wächst. Der gelbe Saft erinnert an die gelbe Galle. Die Curcumawurzel ist eine tropische Pflanze aus der Familie der Ingwergewächse, die auch ein Bestandteil des Curry ist. Schon dadurch drückt sich das Wärmehafte aus. Das Besondere dieser beiden Bestandteile macht *Choleodoron* zu einem spezifischen Mittel für Gallenerkrankungen, besonders für die Steinbildung. Man gibt davon am besten nach den Mahlzeiten 10 Tropfen auf ein halbes Glas warmen Wassers oder in Tee, mindestens drei Jahre lang,

---

[1] Der Elsässer sagt von einem oft durstigen Menschen: „Er hätt d'Laver uf d'Sonnesit" (Er hat die Leber auf der Sonnenseite.).

mit von Zeit zu Zeit eingeschalteten Pausen von 14 Tagen. Choleodoron wirkt erstaunlich schnell bei akuten Steinerkrankungen, besonders bei blonden Frauen, die heftige Anfälle haben. Bei den braunen, mehr melancholischen Patienten, wirkt es langsamer. Nachdem ich auf diese Weise mehr als 500 Patienten mit Gallensteinen behandelt habe, ohne daß ich einen von ihnen operieren lassen mußte, glaube ich sagen zu können, daß dies nicht allein ein Zeichen für die Wirksamkeit dieses Medikamentes ist, sondern auch und vor allem — für die Richtigkeit der Anschauung, die zur Entwicklung dieses Mittels geführt hat!

Das Zinn

Zinn wirkt zwischen „Solve" und „Coagula", zwischen Formverlust und äußerster Erstarrung. Das Jupitermetall, auskristallisiert und schmiedbar in einem, kann die weichen Teile des Organismus plastizieren. (Im Gegensatz zum Blei, das auf die mineralischen Elemente und das Skelett wirkt.)

Zinn wirkt gegen das Zuweichwerden genauso wie gegen das Verhärten und verhindert so Deformitäten. Gegen Transsudationen der serösen Häute gibt man es in Verbindung mit *Bryonia (Bryonia D6/Stannum D10 āā Amp.)*[1] lokal als subkutane Injektionen in die Nähe des betroffenen Gebietes. Als Salbe *(Ungt. Stanni praep. 0,4%)* wird es in die Lebergegend bei Zirrhosen und Aszites eingerieben. Die Stannumwirkung kann zudem noch verstärkt und gezielt eingesetzt werden, durch den Dynamisationsprozeß in den vegetabilisierten Metallen, von denen auf S. 48 gesprochen wurde: als *Cichorium Stanno cultum 0,1%*, besonders bei „heißen" und akuten Lebererkrankungen; als *Taraxacum Stanno cultum 0,1%* dagegen bei degenerativen und chronischen Zuständen.

Mit der Darstellung dieser Krankheitsbilder ist natürlich die Pathologie der Leberkrankheiten nicht erschöpft. Diese wenigen typischen Erkrankungen sollen nur als Richtlinie für das therapeutische Vorgehen im Einzelfall dienen. Die Indolenz der Leberkranken erschwert oft die Diagnose, denn die Kolik ist ein Gallenblasensymptom, und wir können

---

[1] als Mischspritze

diese nicht als einen Leberschmerz bezeichnen. Nicht selten entwickeln sich Leberveränderungen über Jahre hinweg und bleiben stumm. Daher ist die psychische Symptomatologie des Organs eigentlich viel wichtiger.

Leber und Temperament

Der „Lebermensch", bei dem der Wasserorganismus und der Ätherleib vorherrschen, ist gekennzeichnet durch sein lymphatisches oder phlegmatisches Temperament. Er ist gutmütig und fühlt sich wohl in seiner Haut, wie in einem warmen Bade. Er hat dieselben Eigenschaften wie „Flüssiges", das immer wieder in seine alte Gleichgewichtslage kommen will; er hat meist ein gewisses Embonpoint und macht einen elastischen Eindruck. Sein Gang ist langsam, gleichmäßig, ohne Schwere.

Die Lebensangst

Wenn die Leber nicht mehr richtig ihre Rolle als Instrument der Seele spielen kann, steigern sich diese Eigenschaften ins Krankhafte. Die Gutmütigkeit wird zur Geistesschwäche und die Trägheit zur Depression. Der Kranke wähnt sein Wohlbefinden zu verlieren, er bekommt Angst vor dem Leben und den Störungen, die es ihm bringen könnte. Die Leber, das Organ der Belebung, erzeugt durch ihre Fehlfunktion nun die *Lebensangst*. Der Patient fürchtet, in Not zu geraten, oder seine Nächsten durch einen Unglücksfall zu verlieren, die Zukunft macht ihm Sorge. Diese Patienten werden eigensinnig, rechthaberisch, sie sind vor allem depressiv. Sie sind den Anforderungen des Tages nicht mehr gewachsen, alles erscheint ihnen unüberwindlich.

Leberpsychosen

Schließlich verfallen diese Patienten in eine völlige Antriebslosigkeit. Im Kapitel 2 wurde der Zusammenhang des Willens mit dem Stoffwechsel, dem Stoffwechselpol geschildert; hier findet sich nun die Leber als Ursache dieser Störungen. In einem seiner Vorgänge bringt R. Steiner[1] die Willensenergie in Beziehung zur Gallenresorption im Dünndarm. Eine zu intensive Resorption entflammt uns, macht uns tätig; eine ungenügende dagegen indolent, unempfindlich. So fühlen wir uns bei einer Gelbsucht unüberwindlich müde sowie die Galle in der Leber ins Blut übertritt, und die Resorption praktisch unterbunden ist. Ist aber die Resorption zu intensiv, so kann unser Tätigkeitsdrang zur Manie ausarten. Diesen Symptomenwechsel haben wir im manisch-depressiven Irresein vor uns.

Zwar kommen diese Störungen hauptsächlich beim lymphatischen Temperament vor, aber durch die gegenwärtige schlechte Ernährung befinden sich sehr viele Menschen in einem Zustand chronischer Leberinsuffizienz, und deshalb kommen depressive Zustände auch bei anderen Patienten vor, ganz unabhängig von ihrem Temperament.

Leberpsychosen und ihre Behandlung

Bei allen diesen Krankheiten muß zunächst die Leber, wie wir es auf S. 120 beschrieben haben, behandelt werden, und zwar bei der Depression mit *Taraxacum Stanno cultum 0,1%/Hepar bovis D4* āā und bei der „heißen" Manie mit *Stannum* per *Cichorium Stanno cultum 0,1% / Hepar bovis D4.*

Wäre es möglich, so würde ich vorschlagen, Hepar bovis durch *Hepar delphini* zu ersetzen. Die außergewöhnliche Hautempfindlichkeit dieser Walfischart läßt eine ganz besondere Leberkonstitution wegen der bestehenden Polarität von Haut und Leber vermuten.

Zur Anregung der Gallensekretion muß Eisen gegeben werden, z. B. als subkutane Injektion von *Chelidonium Ferro cultum 0,1%* oder als *Ungt. Ferri praep. 0,4%;* beides wird in die Gallengegend injiziert bzw. appliziert.

---

[1] *Steiner, R.:* Das Wirken des Geistes in der Natur. (II. Vortrag).

12. KAPITEL

Die Niere

Eine unvollständige Bilanz

Die Physiologie hat die exkretorische Funktion der Niere bis ins einzelne erforscht. Man kennt genau die durchströmende Blutmenge, das Verhältnis von arteriellem und venösem Sauerstoffgehalt, die Energie, die benötigt wird, um Ausscheidungsprozesse und osmotischen Druck im Gleichgewicht zu halten, sowie die Kalorienmenge, die im Blutkreislauf benötigt wird. Doch bei der Energiebilanz sämtlicher Prozesse fehlt ein Teil der Energie, dieser Teil ist verschwunden. Es muß sich also in der Niere noch ein anderer als nur der Ausscheidungsprozeß abspielen.

Die Niere als Astralorgan

1920 hat *Rudolf Steiner*[1] als erster auf eine zweite, entscheidende und nicht weniger wichtige Tätigkeit der Niere hingewiesen: Die Substanzen, die aus der Verdauung kommen, werden hier mit Astralkräften imprägniert, so wie sie in der Leber mit Ätherkräften imprägniert werden. Allgemein ausgedrückt, jeder äußeren Funktion eines Organes entspricht notwendigerweise eine Tätigkeit nach innen. Wenn es sich bei der Niere darum handelt, die Nahrungssubstanzen zu astralisieren, mit anderen Worten, sie in „sensible Substanz" überzuführen, werden sich naturgemäß sehr enge Beziehungen zwischen den Nieren und dem Astralleib finden lassen. Das tragende Element für den Astralleib ist der Luftorganismus (siehe Kap. 1). Schon die Ausscheidungsprozesse hängen — wie wir gesehen haben — von der Tätigkeit des Astralleibes ab. Durch den großen Sauerstoffverbrauch, die Empfindlichkeit gegen Sauerstoffarmut, der Unmöglichkeit der Regeneration zeigen sich die Nieren gewissermaßen verwandt mit dem Nervensystem, das das eigentliche Instrument des Astralleibes ist. Diese Verwandtschaft zeigt sich schon in der Embryologie in der ersten Nierenanlage. Die Angst als Manifestation des Astrali-

---

[1] *Steiner, R.:* Geisteswissenschaft und Medizin (op. cit.).

123

schen zeigt sich im Nierenbereich als Pollakisurie. Und kann man nicht schon ethymologisch einen Zusammenhang zwischen Neuron, dem Nerven und Nephros, der Niere, annehmen? Schließlich gibt es noch einen Hinweis aus dem Bereich der Tiermedizin: Das Pferd, das nervlich sensibelste und intelligenteste Tier, neigt ganz besonders zu Nierenkrankheiten und Nierenkoliken! Und wenn man so ein Pferd galoppieren sieht, mit wehender Mähne und geblähten Nüstern, kann man das enge Verbundensein mit dem Element Luft spüren, man hat den Eindruck, jetzt ist es in seinem Element, der Luft! Schließlich hängt die Nierensekretion vom atmosphärischen Luftdruck ab, und bei Nierenkrankheiten tritt zudem häufig ein Meteorismus auf: alles Gesichtspunkte, die Niere als „Luftorgan" anzusehen.

Die Niere als Astralorgan und als arterielles Organ

In der Niere kommt dieses „Luftige" nur gebunden vor (Sauerstoff). Die Niere ist im ganzen ein arterielles Organ. Selbst das venöse Nierenblut enthält nur wenig Kohlensäure und ist so lebhaft rot wie arterielles Blut, im Gegensatz zur Leber, die vor allem ein venöses Organ ist.

Der Astralleib, dessen tragendes Element der Sauerstoff ist, wirkt in Verbindung mit dem flüssigen Element, dem Blute, also über den Ätherleib und dient damit dem Aufbau. Die Ausscheidung dagegen erfordert eine mehr direkte Tätigkeit des Astralleibes, d. h. ein Eingreifen von Kräften der Nerven-Sinnestätigkeit.

Bildung des menschlichen Eiweißes

Wenn wir uns nochmals den Aufbauprozessen zuwenden, so betreffen sie hauptsächlich die Proteide (Aminosäuren). Obwohl es auch in der Pflanzenwelt Eiweiße gibt, sind Eiweiße eigentlich tierische Substanzen, mit anderen Worten, es sind die Substanzen, die den Astralleib aufnehmen können, um Sensibilität und Mobilität (Empfindung und Beweglichkeit) zu gewährleisten. Die Nahrung, welche während der Darmpassage alle fremde Astralität, alle fremden Ätherkräfte verliert, befindet sich nach dem Durchtritt durch die Darmwand im Zustand Null, wird nun aber erneut im Bereich der Nieren von den menschlichen

Astralkräften ergriffen. Die Urinabsonderung ist so nur das Gegenteil dieses Prozesses, der nun das ausscheidet, was Astralleib (und Ich) nicht mehr nutzen können.

Die Nierenstrahlung

Diesem Assimilisationsprozeß hat *Rudolf Steiner* den Namen „Nierenstrahlung" gegeben, der aber nicht nur in der Niere lokalisiert ist. Kurz gesagt: Dieser Prozeß beginnt in der Niere, strahlt in den ganzen Körper aus und manifestiert sich dort ganz verschieden, was kurz dargestellt werden soll.

Zusammenfassend kann daher gesagt werden:
Die Nierenstrahlung ist eine mittelbare Aktion des Astralleibes, die über den Ätherleib Assimilisationsprozesse induziert, während bei der Harnausscheidung der Astralleib direkt wie eine Nerven-Sinnestätigkeit wirkt.

Je nachdem, ob nun die Nierenstrahlung zu stark oder zu schwach ist, ergeben sich verschiedene Zustandsbilder.

Die Insuffizienz der Nierenstrahlung und deren Behandlung

Durch eine zu schwache Nierenstrahlung werden die Albumine ungenügend aufgebaut, was oft bei leptosomen Patienten beobachtet werden kann. Diese ungenügend astralisierten Albumine wirken wie Fremdkörper und werden als solche durch die Nieren ausgeschieden. Häufig ist dann diese ungenügende Tätigkeit des Astralleibes nicht nur auf den unteren Pol begrenzt, sondern greift auch auf den oberen Pol über. Das sind diese schlecht inkarnierten Patienten, bei denen die oberen Wesensglieder — Astralleib und Ich — nur ungern die unteren, die physisch-ätherischen Wesensglieder ergreifen. Dadurch werden die Albumine im Darmkanal ungenügend abgebaut und im Blut finden sich dann nicht-menschliche Eiweiße, die über die Nieren ausgeschieden werden. Beides: Ungenügende Astralisation durch die Nieren und unvollständiger Abbau im Darmtrakt finden sich mehr oder weniger bei fast allen Albuminurien. Darauf beruhen die Albuminurien, die bei Ermüdung, bei der Orthostase, bei der Lipoidnephrose u. a. m. auftreten. Arterielle Hypotonie, Verlangsamung der Atemfrequenz, Fehlverdauung der Kohlenhydrate mit dem

Symptom des Aufstoßens und der vielen Luft im Bauch, gehören auch zum Bilde der zu schwachen Nierenstrahlung.

Alle diese Symptome weisen hin auf Eisen, auf das Metall der Inkarnation, das die *oberen Wesensglieder* zu einem besseren Eingreifen in die *unteren* veranlassen kann, am besten als *Ferrum sidereum D10 / Pankreas* D6 oder *D3 āā Trit* entweder oral gegeben, oder als Dilution subkutan injiziert. Auch Arsen kann vorsichtig gegeben werden in Verbindung mit Eisen als *Levico D3*.

Ausscheidungstörungen und deren Behandlung

Die Störungen der Ausscheidung: Oligurie, Anurie, Kochsalzretention sind sämtlich Zeichen ungenügender Tätigkeit des Astralleibes in seiner neurosensoriellen Dynamik. Sie sind oft Begleiterscheinungen einer akuten Nephritis und demzufolge Symptome einer Entzündung, Ausdruck der Reaktion des Stoffwechselpols.

In diesen Fällen muß vor allem das gestörte Gleichgewicht zwischen den beiden Polen auf der Nierenebene wiederhergestellt werden und zwar mit Schachtelhalm (*Equisetum arvense*). Equisetum enthält viel Kieselsäure und Schwefel, und da die Pflanze weder Wurzel noch Blüte hat, durchdringen sich „Sal" und „Sulfur"-prozeß wirksam im Stengel. Dieser hat eine durchlüftete „Struktur", die nun ihrerseits wieder auf das „Luft"-organ, die Niere hinweist. Sie dient der Niere wiederum als „Modell"-fall, als harmonisierendes Heilmittel zwischen dem Stoffwechselgeschehen (Sulfur) und dem Nerven-Sinnesprozeß (Sal). *Equisetum* kann ganz allgemein bei allen Nierenerkrankungen gegeben werden, in *D6* (in verschleppten Fällen in *D15*), oral oder subkutan injiziert. Bei der Anurie werden warme Kompressen auf die Nierengegend gegeben und Schröpfköpfe gesetzt. Dazu wird *Carbo D6 / Pankreas D6*[1] in das Epigastrium injiziert.

Zu starke Nierenstrahlung

Wenn die Nierenstrahlung zu stark ist, hypertrophieren die Eiweißaufbauprozesse zuungunsten der gestaltenden Kräfte des oberen Pols. Es ist das die gleiche Situation wie bei der Hysterie (siehe Kap. 4). Es

---

[1] als Mischspitze

kann auch geschehen, daß der Astralleib zu stark am Stoffwechselpol eingreift, dann kann er den physischen Leib nicht harmonisch über den Ätherleib ergreifen. Er drängt den Ätherleib zurück und möchte ohne seine Vermittlung wirken. Das führt zu Krämpfen, arteriellem Hochdruck, fauliger Gärung, Verstopfung, Blähbauch und Meteorismus.

Kurz, es treten alle Symptome des Sympathikotonus auf. Davon werden bevorzugt die Pykniker befallen, und im Nierensystem wird vor allem das arterielle System krank, es kommt zur Glomerulonephritis.

Das Kochsalzproblem

Mit der Nierenpathologie ist eng das Kochsalzproblem verbunden. Pflanzen enthalten im allgemeinen wenig oder kein Kochsalz, dafür viel Kalium. Das weist, wie alle Alkali, auf eine ätherische Tätigkeit hin. Das Kochsalz dagegen ist ein charakteristisches Merkmal der „beseelten" Wesen, d. h. der Träger eines Astralleibes. Mensch und Tier können nicht ohne Kochsalz leben, und dabei wird der Kochsalzgehalt im Körper sehr konstant gehalten, unabhängig von äußeren Bedingungen und von der Nahrungsaufnahme. Das Salz ist daher eng mit dem Astralleib verbunden, ohne Salz kann der Astralleib nicht auf den Ätherleib und auf den Wasserorganismus einwirken, durch Kochsalz wird der Weg zum Astralen frei, erwacht das Bewußtsein. Wenn dagegen der Ätherleib über den Astralleib dominiert, dämpft sich das Bewußtsein. Das zeigt am besten die Ernährung des Säuglings: Die Kinder, die mit Kuhmilch aufgezogen werden, sind heller wach als die mit Muttermilch ernährten, weil die Kuhmilch viel mehr Salz enthält (siehe Kap. 7). Salzgier ist kennzeichnend für eine starke Affinität der oberen Wesensglieder zu den unteren. Durch Kochsalzverminderung wird die Tätigkeit des Astralleibes gebremst. Es ist deshalb nicht ratsam, einen Patienten, dessen Astralleib zu schwach ist, kochsalzfrei zu ernähren. D. h. es ist außerordentlich wichtig, die pathologischen Prozesse der einzelnen Nierenerkrankungen streng auseinanderzuhalten.

Die Ödeme

Ödeme hängen oft auch mit der Retention von Kochsalz zusammen, d. h. wenn die Nieren das Kochsalz nicht ausscheiden können, versucht der Wasserorganismus, das Salz abzulagern und sich so davon zu befreien. Häufig sind aber auch die Ödeme Ausdruck einer gewissen „Trägheit" des Wasserorganismus, wodurch Flüssiges stagniert.

Behandlung der zu starken Nierenstrahlung

Die Behandlung der zu starken Nierenstrahlung muß vor allem versuchen, das Eingreifen des Astralleibes zu ändern, seine Wirksamkeit gegebenenfalls von dem einen zu dem anderen Pol zu verlagern. In dieser Hinsicht wurde bereits in Kapitel 10 auf die Rolle von *Nicotiana tabacum* hingewiesen; ein weiteres Heilmittel für diese Störungen ist *Carbo vegetabilis.* Wenn eine Pflanze verkohlt, wird alles Leben eliminiert, nur die von der Kohle aufrechterhaltene Struktur bleibt übrig. Im übrigen ist die Brennbarkeit der Kohle und die Gasabsorptionsfähigkeit ein Hinweis auf Beziehungen zum Luftigen. *Carbo* ist somit ein „Atmer". Carbo hilft dem Astralleib, innere Atmungsprozesse zu übernehmen, z. B. besonders beim Meteorismus. Bei Nierenkrankheiten wird gewöhnlich *Carbo D15* gegeben. (Übrigens kann gelegentlich durch eine Injektion von *Carbo D30* ein nierenbedingter Asthmaanfall kupiert werden.) Mit *Carbo Equiseti* zielt die Therapie ganz besonders auf die Nieren.

Für die Behandlung der zu starken Nierenstrahlung hat *Rudolf Steiner* als besonders wichtig ein sehr wirksames Mittel angegeben: die Kamillenwurzel. In der Pflanze stellt die Wurzel den Salpol dar, der dem menschlichen Nerven-Sinnespol entspricht und daher dort außerordentlich stark wirkt. (Kamillenblüten dagegen wirken auf den Stoffwechselpol.) Andererseits ist die Kamillenwurzel sehr reich an Alkali, wodurch der Wasserorganismus besonders angesprochen wird. Die Kamillenwurzel wirkt somit ausgesprochen strukturierend auf den Organismus. D. h. in allen den Fällen, in denen das Eingreifen des Astralleibes auf den Ätherleib harmonisiert werden soll, kann *Chamomilla e rad. D6/15/30* eingesetzt werden, die tieferen Potenzen im Bereich des Stoffwechselpols, die höheren, um den Nerven-Sinnespol anzusprechen. (Es wurde die Verwendung einer D4 bereits bei der Schlaflosigkeit der kleinen Kinder erwähnt, s. S. 59.)

Die chronischen Nierenerkrankungen

Das zu starke Einwirken des Astralleibes kann als Nerven-Sinnestätigkeit im Bereich der Nieren die Ursache von chronischen Nephritiden und

Nephrosklerosen sein. Doch sind die Prozesse oft mit anderen verbunden und entwickeln sich langsam über Jahre hinweg. Da sich aber die Nieren im Gegensatz zur Leber nicht regenerieren können, ist die Prognose dieser Erkrankungen sehr ungünstig.

Die chronischen Nierenerkrankungen und ihre Behandlung

In diesen Fällen muß die Behandlung den entgegengesetzten Prozeß, die Assimilation stärken, z. B. mit Kupfer als Oxid: *Cuprit D4* oder in der vegetabilisierten Form als *Melissa Cupro culta 0,1%*. Bei Krämpfen gibt man am besten *Chamomilla Cupro culta 0,1%*. Beide Mittel werden oral gegeben oder subkutan injiziert. Einfach und sehr wirksam ist auch die Behandlung mit *Ungt. Cupri praep. 0,4%* oder in Verbindung mit *Nicotiana* als *Ungt. Cupri 0,4% / Tabacum D6 āā*. Beides wird in den Angulus costo-vertebralis eingerieben. Dazu sollte stets *Equisetum* gegeben werden, das in diesem Falle noch durch Sulfur verstärkt wird: *Equisetum c. Sulfure tostum D6 Trit.* oder *D10 dil.*

Die Nebennieren

Die Pathologie der Nieren kann eigentlich von der der Nebenniere nicht getrennt werden. Im Krankheitsfalle haben beide Organe viele gemeinsame Symptome. Hypotonie und Asthenie bei der Nebenniereninsuffizienz gibt es auch als Symptome einer zu schwachen Nierenstrahlung. Und bei einer zu starken Nierenstrahlung finden sich ebenfalls Hypertonie und Zirkulationsstörungen wie bei einer Nebennierenüberfunktion. Alle diese Symptome sind letztlich die Folge einer unregelmäßigen Tätigkeit des Astralleibes und sollten wie diese behandelt werden.

Infektiöse Prozesse und ihre Behandlung

Obwohl die infektiösen Prozesse des Nierenorgans streng genommen nicht zur Nierenpathologie gehören, soll deren Behandlung hier angeschlossen werden.

Perinephritische Abszesse werd n wie andere Entzündungen auch (siehe Kap. 6) mit *Erysidoron I* und *II (Apis D3 / Belladonna D3* und *Carbo 0,75 / Sulfur D2)* im Wechsel behandelt. Dazu injiziert man *Echinacea D3* und *Argentum praep. D20.*

Bei Zystitiden und Pyelitiden, die ja meist Folgen von Unterkühlung sind, müssen vor allem heiße Schafgarbenkompressen aufgelegt werden, noch besser ist ein Sitzbad mit Schafgarbenaufguß. Sehr wirksam ist in diesen Fällen: *Cantharis cps. (Wala)*[1] entweder oral, 3—6mal tägl. 10 Globuli oder als subkutane Injektion in den Unterleib 2—3mal wöchentlich. Das Mittel muß aber mindestens 10 Tage konsequent gegeben werden, sonst hat man keinen Erfolg. Injektionen von *Cantharis D4* in den Unterleib allein helfen gut bei Zystitis, evtl. auch *Argentum nitr. D20.*

Die Nephrolithiasis

Im Gegensatz zu den entzündlichen Erkrankungen, ist die Nephrolithiasis ein Mineralisierungsprozeß an nicht erwünschter Stelle, der vom oberen Pol ausgeht. Die Zusammensetzung der Steine ist unwichtig, der Organismus nimmt dazu das Material, das er gerade zur Verfügung hat. (Urate, Phosphate, Oxalate oder Karbonate.) Wichtig ist nur der anorganische Prozeß der Mineralisation. Man beobachtet diesen Prozeß übrigens nicht selten schon bei kleinen Kindern, denen unnötigerweise Vitamin D gegeben worden ist, wodurch sogar Todesfälle vorkommen können. Nierensteinkranke scheinen oftmals einem bestimmten Typus anzugehören, so daß man diese Krankheit schon beim ersten Eindruck vermuten kann.

Die Nephrolithiasis und ihre Behandlung

Das Medikament, das *Rudolf Steiner* dafür angegeben hat, das *Renodoron*, besteht aus Krebsaugen und Kiesel *(Lapides cancrorum 0,5 g / Silicea, Flintstein 0,5 g āā).* In dieser seiner kolloidalen Form wird der Kiesel annähernd organisch und kann deshalb auf den Wasserorganismus ein-

---

[1] Cantharis cps. (Wala) enthält Cantharis D4 / Vesica urinaria D6 / Equisetum D3 / Achillea D3 in glob. bzw. in D5/D6/D4/D4 als Ampulle. Diese Mittel sollten stets als Originalmischung gegeben werden, da der Herstellungsprozeß entscheidend für die Wirkung ist.

wirken. Krebsaugen werden vom Krebs im Augenblick der Häutung im Magen abgelagert und dort wieder aufgelöst, wenn der Panzer von neuem gebildet wird. Wegen dieses Auflösungsvermögens werden sie in der Therapie verwendet. Dank *Renodoron* war niemals ein chirurgischer Eingriff bei der Nephrolithiasis in meiner Praxis nötig.

Beim Steinanfall soll man drei Schröpfköpfe setzen, einen in die Lendengegend, einen an den Ort der ventralen Projektion des Ureters und einen am Schmerzpunkt. Oft wirkt dieser einfache Eingriff innerhalb einer Viertelstunde. Mitunter wirken auch sehr heiße Wickel günstig, manchmal muß aber auch *Belladonna D3 / Oxalis D3 āā* in den Schmerzpunkt injiziert werden. Fast immer werden dadurch Opiate überflüssig. Differentialdiagnostisch unterscheiden sich Nephrolithiasis und Lumbago darin, daß der Patient mit Lumbago in der Ruhestellung Linderung sucht, der Steinpatient sich dagegen heftig im Bett herumwälzt.

Niere und Seelenleben

Wie ein Atemrhythmus stehen die beiden renalen Prozesse Ausscheidung und Assimilation zueinander; sie sind wie eine Metamorphose von Ein- und Ausatmung, auf einer tieferen Ebene, als paralleles Geschehen zu Sympathie und Antipathie (vgl. S. 18). Und doch besteht da ein Unterschied: Sympathie und Antipathie werden uns bewußt, die nierenbedingten seelischen Veränderungen dagegen liegen mehr im Organischen. Die Nieren hängen mit einer tieferen Schicht des Seelenlebens zusammen, deshalb werden uns diese Vorgänge weniger bewußt.

Die „nierenbedingte" Angst ist eigentlich eine „organische" Angst. Diese Patienten fürchten an einer unerkannten Krankheit zu leiden; viele sind somit Kanzerophobien, ein Hinweis auf eine latente Nierenstörung.

Sympathie und Antipathie sind nach außen gezeigte Seelenregungen. Was werden sie nach innen bewirken? Zustimmung oder Ablehnung bestimmen unseren Gemütszustand und erscheinen in der Tiefe unseres Wesens, in unserer Laune.

Das renale Temperament

Da die Niere ein „Luftorgan" ist, finden wir die Beweglichkeit des Luftelementes auch in der Stimmungslage des renal betonten Patienten wieder. Er ist lebhaft, wechselnd in seiner Laune, wetterwendisch, etwas flatterhaft. Er wird in seinen Entscheidungen leicht hin und her gerissen; er wirkt daher unentschlossen, und wenn sich das steigert, sogar schizoid. Aber diese Beweglichkeit hat nicht nur Nachteile.

Im Denken führt sie zu einer lebhaften Intelligenz, zum Gegenteil des fixierten Denkens des Melancholikers. Aber diese Beweglichkeit des Geistes bleibt kalt, nüchtern, leidenschaftslos, wird diese lebhafter, so wird es nur ein Strohfeuer oder gelegentlich ein Feuerwerk! Das ist aber das gerade Gegenteil zu den fixen Ideen des Melancholikers.

Körperlich drückt sich das sanguinische oder nervöse Temperament in einem länglichen, grazilen Bau, mit dreieckigem Gesicht, die Spitze nach unten gekehrt. Zeitweise erweckt er mit seinem tänzelnden Gang den Eindruck der Leichtigkeit. Wegen seiner leichten Ermüdbarkeit fällt er aber gleich wieder in Apathie. Eben noch schreitet er als Guck-in-die-Luft einher, um bald danach niedergeschlagen im Lehnstuhl zu sitzen.

Die Schizophrenie

Eine Störung der Oberfläche der Niere hindert sie daran, regelrecht auf das Seelische einzuwirken, sie kann sogar bei längerem Bestehen die Ursache schwerer Störungen sein, die beim schizothymen, nervösen Temperament zur Schizophrenie führen kann. Was im Physischen eine Assimilationsstörung ist, wird dann zum Unvermögen, Seelisches zu „verdauen". Nur sind es in diesem Falle nicht die Eiweiße, sondern die seelischen Inhalte, die Fremdkörper im Innern der Seele bleiben. Übrigens kann man auch bei diesen Patienten nicht selten Dysproteinämien feststellen. Das Ich ergreift nun nicht mehr das Seeleninnere, sondern alle Gedanken kreisen oft mit erstaunlicher Logik nur noch um diese „seelischen Parasiten", die damit unüberwindlich werden; der Astralleib herrscht über das Ich, das nun unfähig ist, seelische Inhalte zu meistern[1]. Diese Kranken sind fast immer intelligente Persönlichkeiten, ihre Überlegungen werden logisch vorgebracht, aber drehen sich stets um einen wirklichkeitsfremden Gedanken, der inhaltlich mit der Zeit wechseln kann.

Anamnestisch findet sich öfters intellektuelle Frühreife bei vorzeitigem körperlichen und seelischen Altern. Bei der Darstellung des Krebsproblems wird dazu weiteres erläutert.

---

[1] *Treichler, R.:* Der Schizophrene Prozeß.

Behandlung der renalen Psychosen

Diese Kranken brauchen vor allem das Metall der Assimilation, das Kupfer, als *Melissa Cupro culta 0,1% / Ren D4* āā als Injektion subkutan in den Angulus costo-vertebralis. Bei Krämpfen und arteriellem Hochdruck wird besser *Chamomilla Cupro culta 0,1% / Ren D3* āā genommen und wie bei allen renalen Affektionen *Equisetum* und *Carbo*, z. B. als *Carbo D30 / Equisetum D20*[1] als subkutane Injektion oder auch *Carbo Equiseti D20 oder D30.* Darauf sollte regelmäßig *Ungt. Cupri praep. 0,4% Tabacum D6* āā folgen, das meist sehr wirksam ist. Endlich sollte man versuchen, diese Patienten etwas „gewichtiger" zu machen und *Plumbum* verordnen, das ebenfalls wieder als Salbe *(Ungt. Plumi praep. 0,4%)* in die Milzgegend aufgetragen wird. Um die Kupferwirksamkeit mehr auf das Nervensystem zu richten, sollte das natürliche Kupfersilikat genommen werden, *Dioptas (Cuprum silicicum nat.)* prinzipiell in hoher Potenz. Und da es diesen Patienten meist an Wärme mangelt, sollte immer auf warme Kleidung geachtet und wenn nötig *Apis* gegeben werden.

---

[1] als Mischspritze

13. KAPITEL

Das Herz

Das Herz ist nicht nur das zentrale Organ des rhythmischen Systems, sondern des ganzen Menschen überhaupt. Es kann nicht für sich allein gesehen werden, da es mit dem Kreislauf eine Einheit bildet, es ist Gefäß und Inhalt zugleich, mit Arterien, Venen, Kapillaren und Blut.

Die Rolle des Herzens in der Zirkulation

Wie wir schon gesehen haben (siehe Kap. 2, S. 28), darf das Herz nicht mit einer Pumpe verglichen werden. Dieses falsche Bild ist aber durch die herrschende Lehrmeinung so tief in unserem Bewußtsein verankert, daß es schwierig ist, uns vorzustellen, daß nicht das Herz das Blut, sondern das Blut das Herz in Bewegung setzt *(R. Steiner)*.

Außer den schon erwähnten Experimenten von *Manteuffel-Szoege,* zeigt es auch noch das Starling-Präparat, das ein Herz-Lungen-Präparat mit einem Röhrensystem verbindet, das den großen Kreislauf ersetzt. Sowie das Blut in dieser Leitung in Gang gesetzt wird, fängt das Herz an zu schlagen, selbst nach stunden-, gelegentlich auch noch nach tagelanger Unterbrechung. Die Vorrangstellung des Blutes ist damit klar erwiesen.

Blut und Nerv

Durch seine Wärme, seine Beweglichkeit, seine Rolle im Stoffesaustausch und vor allem durch die außerordentliche Regenerationsfähigkeit (ein Erythrozyt lebt nur einen Monat!), gehört das Blut zum Stoffwechselsystem, polar zum Nerven-Sinnessystem, im Herzen begegnen sich diese beiden Systeme. Es hält sie im Gleichgewicht und harmonisiert sie. Den Beweis dafür bringt ebenfalls das Starling-Präparat: Bei Belastung vergrößert das Herz zunächst die Amplitude seiner Kontraktionen, danach, in einer zweiten Phase, beschleunigt es den Rhythmus. Durch diese beiden Reaktionen wird das Minutenvolumen vermehrt. Derartige Änderungen in der Leistung unseres Organismus werden uns nicht bewußt, wir können nur die Rhythmusbeschleunigung wahrnehmen, und damit wissen, daß der Zustrom über die Venen infolge irgendwelcher Veränderungen am Stoffwechselpol zugenommen hat.

Diastole und Systole

Sobald das venöse Blut ins Herz strömt, erweitert sich das Herz diastolisch. Dieser zentrifugalen Dilatation folgt als zentripetale Nerven-Sinnesreaktion die Systole.

In der Diastole folgt das Herz den Kräften des Stoffwechselpols, es wird rund und verliert seine Form, in der Systole dagegen wird es von den Kräften des Nerven-Sinnespols ergriffen und zusammengezogen. Damit bekommt es wieder seine alte Form. Diastole und Systole sind somit Ausdruck einer Polarität. Diese Polarität gibt es nicht nur im Zeitlichen als Wechsel zwischen Diastole und Systole, sondern auch in der Konstitution — in der Ausdehnung im Raum — finden wir eine Polarität: der Pykniker, der Stoffwechseltyp, hat ein rundes Herz, beim leptosomen Nerven-Sinnestyp dagegen ist das Herz gestreckt.

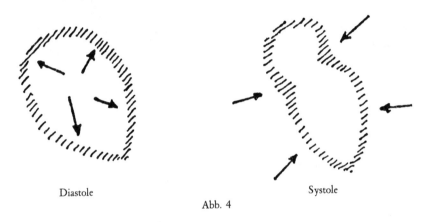

Diastole
Systole

Abb. 4

Rhythmusschwankungen

So wie Vergrößerung des Minutenvolumens und Rhythmusbeschleunigung Ausdruck der Intensivierung von Stoffwechselprozessen sind, wie wir es nach Mahlzeiten oder im Fieber beobachten, so ist die Rhythmusverlangsamung Ausdruck des Überwiegens von Nerven-Sinnesprozessen, z. B. beim Vagusreiz, beim okulo-kardialen Reflex, beim Meningismus, bei der Enzephalitis und bei den Krankheiten, die zu einer Stoffwechseleinschränkung führen. Diesen langsamen Rhythmus finden wir auch bei starken Schmerzen, die, wie wir gesehen haben, das Bewußtsein steigern.

Wenn dagegen Nerven-Sinnesprozesse verlangsamt werden, wird der Rhythmus beschleunigt, so bei gewissen Bulbärparalysen oder Polyneuritiden und bei Vergiftung (z. B. Belladonna).

Ebenso ist die Frequenz vom Lebensalter abhängig. Das Kind, mit seinem lebhaften Stoffwechsel, hat einen schnelleren Puls, beim Greis geht der Puls langsamer.

Puls und Atem

Normalerweise schlägt das Herz 72mal in der Minute, wir atmen 18mal pro Minute, d. h. auf einen Atemzug kommen 4 Pulsschläge. Dieses Verhältnis 4 : 1 hat die Neigung, beim Pykniker zu 5 : 1 zu- und beim Leptosomen auf 3,5 : 1 abzunehmen. Dieses Puls-Atemverhältnis sollte regelmäßig bei jeder Untersuchung kontrolliert werden, jede Veränderung ist ein Zeichen dafür, daß das Herz das Gleichgewicht zwischen oben und unten nur mit Anstrengungen aufrechterhalten kann. Jede Abweichung nach oben oder nach unten ist ein frühzeitiges und sehr empfindliches Warnzeichen, das nicht übersehen werden sollte.

Entstehung von Herzkrankheiten

Das Herz ist somit der Ort, an dem sich die Kräfte der beiden Pole begegnen, so sie kompensiert und ins Gleichgewicht gebracht werden. Das rhythmische System an sich kann nicht krank werden, es ist seinem Wesen nach die Harmonie, d. h. die Gesundheit. Dagegen wird das Herz, das physische Hauptorgan des Rhythmischen Systems krank, wenn die von ihm geforderte Anstrengung, den Ausgleich zu schaffen, seine Möglichkeit übersteigt, besonders wenn es sich um Dauerleistungen handelt. Derartige Herzerkrankungen sind so Ausdruck des Überwiegens eines der beiden Pole, sie sind sekundär und entwickeln sich oft erst im Laufe von Jahren, so sehr strengt sich das Herz an, die Harmonie wiederherzustellen. Die alleinige Feststellung eines Herzfehlers besagt wenig über den eigentlichen Krankheitsprozeß, dieser muß vielmehr, — vor allem durch die Aufnahme einer gründlichen Vorgeschichte — im zeitlichen Ablauf gesehen werden. Durch die Kenntnis dieser Prozesse wird der Arzt gemahnt, derartigen Herzkrankheiten vorzubeugen und sie so sorgfältig als möglich zu behandeln.

Krankheiten infolge Überwiegens des Stoffwechselpols

Das Überwiegen des Stoffwechsels disponiert zur Entzündung, wobei nichts darüber ausgesagt wird, warum sich diese im Bereich des Herzens lokalisiert. Diese Lokalisation ist wahrscheinlich nie primär, sondern oft erst Folge von Gelenkrheumatismus, Scharlach, Diphtherie o. ä.; nicht selten findet sich ein Fokalinfekt, z. B. an einem Zahn, Ausdruck eines nicht dorthin gehörigen Stoffwechselprozesses, der von den Strukturkräften des oberen Pols nicht überwunden werden kann.

Ein Beispiel

An einem Beispiel sei erläutert, wie sich der rote Faden dieses Gedankens durch alle Krankheitszustände verfolgen läßt. Angenommen, bei einem Patienten herrsche der Stoffwechselpol vor. Dann ist die Eiweißbildung zu intensiv, und der obere Pol kann dieses Eiweiß nicht ohne Schwierigkeiten strukturieren. Wird nun durch irgendeine Konfliktsituation der obere Pol zusätzlich belastet, die Strukturierung von oben gehemmt, überschwemmen die Albumine den Organismus wie Fremdkörper, und der Körper reagiert darauf entzündlich, z. B. mit einer Angina[1], die versucht, die Albumine zu „verdauen".

Gelingt dies, kommt alles in Ordnung. Werden aber die Albumine nicht völlig vernichtet, dann persistieren diese, und die unvollständig strukturierten Eiweiße lagern sich im Interstitium der Gewebe ab, besonders an dem durch zu große Anstrengung ermüdeten Herzen. Diese, nicht vollständig „menschlich" astralisierten Eiweiße bilden aber einen hervorragenden Nährboden für Bakterien. Befallen nun infektiöse Prozesse das Herz, so kommt es zur Auflösung und zum Verlust der Form dieses Organs, wie es sich bei einer Endokarditis, Myokarditis, Perikarditis findet. Die anatomischen und funktionellen Konsequenzen dieser Veränderungen sind bekannt.

---

[1] Für V. v. Weizäcker ist eine Angina stets die Folge einer nicht beherrschten Konfliktsituation. Die Heilung muß daher 1. die Angina beseitigen, 2. den Organismus ins Gleichgewicht bringen (z. B. den Stoffwechselüberschuß dämpfen), 3. dem Patienten helfen, aus der Konfliktsituation herauszukommen.

Infektiöse Krankheiten, Überwiegen des Stoffwechsels

Außer diesen Infektionskrankheiten des Herzens oder auch damit verbunden, gibt es noch Krankheiten, die direkt mit der Gleichgewichtsfunktion des Herzens zusammenhängen. Überwiegt der Stoffwechselpol, dann wird über den Blutkreislauf vom unteren Pol aus das Herz überlastet, zu sehr mit Blut überfüllt: Die Diastole wird stärker als die Systole, die mit den strukturierenden Kräften des oberen Poles zusammenhängt; das Herz wird auf die Dauer diesem Druck des Stoffwechsels nachgeben, d. h. es wird dilatieren. Funktionell kann sich dieser Prozeß bis zur Asystolie steigern, auch hier kommt es wie bei den infektiösen Erkrankungen zum Formverlust.

Eine derartige Entwicklung geht meistens langsam, unstetig und schleichend vor sich. Mit dem Überwiegen des Stoffwechsels ist eine Bewußtseinseinschränkung verbunden, diese Prozesse verlaufen dafür schmerzlos. Auf diese Weise erklären sich viele Todesfälle solcher Patienten, die kaum Beschwerden hatten. Es ist daher nötig, die Patienten ganz genau zu fragen, ob nicht eine leichte Dyspnoe oder eine rasche Ermüdbarkeit vorliegt, deren Bedeutung man nicht vernachlässigen darf.

Behandlung von Krankheiten, bei denen der Stoffwechselpol überwiegt

Die Betreuung dieser Herzkrankheiten, bei denen der Stoffwechselpol überwiegt, liegt deshalb vor allem in der Prophylaxe. Beim akuten Gelenkrheumatismus, beim Scharlach, bei der Angina, kurz bei allen Infektionskrankheiten muß man den Stoffwechselpol entlasten, d. h., dem Patienten Diät geben und lange ruhen lassen. Beides, Diät und Ruhe, müssen noch mehrere Tage nach der Entfieberung streng eingehalten werden, je nach Krankheitsverlauf. Bei Kindern muß man u. U. dabei seine gesamte ärztliche Autorität einsetzen. Tierisches Eiweiß (Fleisch und Eier) und Kochsalz müssen während der Rekonvaleszenz gemieden werden; über Apfelkompott und Reisbrei wird man langsam wieder auf Normalkost übergehen können. Daß Bettruhe notwendig ist bei einem Prozeß, der vom Stoffwechsel- und Bewegungspol ausgeht, ist wohl selbstverständlich. Man darf auch den Nerven-Sinnespol nicht überlasten, damit er richtig in den Krankheitsprozeß eingreifen kann, deshalb muß man auch Fernsehen, Radio und sogar das Lesen verbieten.

Manchmal ist auch der Krankenhausaufenthalt, die Entfernung aus dem gewohnten Milieu und den täglichen Sorgen heilsam, vorausgesetzt, daß das nicht zusätzliche Aufregungen schafft.

Alles hängt von dem Milieu ab, in dem sich der Patient befindet. Bei akuten Krankheiten muß der Patient streng isoliert werden, bei chronischen kann die Verlegung in einen Gemeinschaftssaal, in dem es „fröhlich zugeht", für die Heilung sehr vorteilhaft sein. In allen Fällen, besonders bei Herzpatienten und bei hoher Temperatur soll man vorbeugend Cardiodoron[1] geben.

Bei infektiösen Herzkrankheiten wird *Apis D3 / Belladonna D3* im Wechsel mit *Carbo / Sulfur* (siehe Kap. 6, S. 66) gegeben; wenn eine Myokarditis droht, gibt man Fingerhut (*Digitalis e fol. digest. D3*, 3mal 5 Tropfen täglich), bei Perikarditis *Bryonia / Stannum* (siehe Kap. 11, S. 120). Bei der Endokarditis lenta muß der Kranke leicht vegetarisch ernährt werden mit einer Rohkost-Obstdiät. Dazu geben wir intravenöse Injektionen mit *Argentum D30* und *Echinacea D3* im täglichen Wechsel, bzw. *Aurum D10 / Stibium D8* und *Lachesis D12—D15* subkutan.

Bei allen Herzkrankheiten, die ursächlich vom Stoffwechsel ausgelöst werden, kommt als Basisbehandlung *Cardiodoron* oral und *Aurum* in tiefer Potenz (D6—10) als Injektion in Frage. Unter Umständen gibt man *Aurum* als vegetabilisiertes *Hypericum auro cultum 0,1%,* das noch etwas mehr tonisiert. Herzfehler und die Dekompensation lassen sich gut mit Weißdorn (*Crataegus oxyacantha*) beeinflussen, sehr gut in dieser Mischung: *Adonis vernalis 1% / Convallaria majalis 5% / Crataegus oxyacantha 2%, Scilla maritima 2% āā /* vgl. Scilla comp. (Wala) (durch Scilla werden besonders Ödeme ausgeschwemmt).

Wenn man sich das Maiglöckchen, *Convallaria*, ansieht, fällt sofort die Betonung des rhythmischen Elements ins Auge. Es erscheint nahezu „musikalisch" rhythmisch: Die Blüten sitzen am Stengel wie Notenköpfe auf dem Notenblatt als Akkord, manchmal wie eine Quinte, gelegentlich wie eine Oktave. Und genau derselbe Rhythmus findet sich in der Knotenfolge der Wurzel. Schließlich kann das Maiglöckchen mit dem Salo-

---

[1] Über dieses Mittel aus Primula/Onopordon und Hyoscyamus erschien eine detaillierte Studie in den Korrespondenzblättern der Weleda/Schwäb. Gmünd. Es handelt sich hierbei um eine Arzneimittelzubereitung, die dem Herzen hilft, seiner Gleichgewichtsfunktion nachzukommen, sowie bei vielen anderen Indikationen.

monsiegel verglichen werden, es hat ungefähr denselben Standort, nur ist beim Salomonsiegel die Rhythmik in der Wurzel noch mehr betont als beim Maiglöckchen. Die Schwerekräfte — also das „Erden"-Element — kommen beim Salomonsiegel mehr zum Ausdruck. Das und die aufgelockerte, mehr als bei Convallaria durchlüftete Struktur, weist eher auf eine Beziehung zur Lunge hin.

Das Mittel für plethorische Patienten ist *Carduus marianus 5% / Paeonia off. 5% āā* (evtl. 10%) 3mal täglich 10 Tropfen. Paeonia, die Pfingstrose oder die „dicke chinesische Bäuerin", sieht doch bald aus wie eine richtige, plethorische Puppe?

Bei allen Herzerkrankungen spielt die Lebensweise eine wesentliche Rolle, durch zuviel Nahrungsaufnahme wird das Herz viel mehr überlastet als durch zu viel Muskelarbeit. Deshalb sollte jede Behandlung mit einer Woche Apfelfasten beginnen und anschließend der Patient sich 3 Monate lang rein vegetarisch ernähren.

Krankheiten, bei denen der Nerven-Sinnespol überwiegt

Wenn ein Herz in außergewöhnlichem Maße den verhärtenden und gestaltenden Kräften des Nerven-Sinnespols ausgesetzt ist, treten ganz andere Symptome auf, als wenn zu starke Kräfte vom Stoffwechsel ausgehen. Die Systole überwiegt über die Diastole, die Gefäße und besonders die Koronararterien sklerosieren, werden enger, und durch Spasmen im arteriellen System wird die Zirkulation noch mehr behindert; manchmal verstopft ein Gerinnsel gänzlich die Gefäße. Auch hier wirkt ein ausgesprochen strukturierender Prozeß im Blut. Das führt zur Angina pectoris, zum Herzinfarkt, zur Thrombose.

Schmerz, Engigkeitsgefühl und Todesangst sind hierbei vordergründige Symptome, im Gegensatz zur Schmerzfreiheit, bei den vom Stoffwechsel ausgehenden Krankheiten. Ganz allgemein: Präkordialschmerz und Herzneurose sind ausgesprochene Prozesse des Bewußtseins im Bereich des Herzens. Das Herzklopfen dagegen ist die Reaktion des Herzens auf den plötzlichen Blutzufluß vom unteren Pol aus und gehört damit an sich mehr zu den stoffwechselbedingten Erkrankungen.

Angina pectoris und Herzinfarkt befallen vor allem den tief inkarnierten, cholerischen Pykniker, doch ist es weniger das konstitutionelle Überwiegen des Nerven-Sinnespols, was krankmacht, als die gehetzte Lebensführung! Die Managerkrankheit ist dafür ein typisches Beispiel. Die Bedeutung der krankmachenden Ursache bei der Lebensführung haben *Enos* und *Holmes*[1] beschrieben.

Krankheiten, bei denen der Nerven-Sinnespol überwiegt und ihre Behandlung

Bei den stoffwechselbedingten Herzerkrankungen wird ein Heilmittel eingesetzt, das aus der weichen Beere des Weißdorns gewonnen wird; die „verhärtenden" Erkrankungen dagegen werden mit dem harten Samen von Strophanthus behandelt. Damit werden im Organismus die gegen diese Härte entwickelten reaktiven Kräfte angesprochen[2], d. h. mit *Oleum Strophanthi D3* und auch *Aurum*, diesmal in hoher Potenz D30, evtl. in Verbindung mit *Nicotiana D10*. Mit dem vegetabilisierten Metall *Primula Auro culta* wird die revitalisierende Seite der Goldtherapie angesprochen. Grundlage der Behandlung aber ist wie bei allen Herzerkrankungen das *Cardiodoron*.

Bei der Angina pectoris wird *Cactus grandiflorus D1—4* und *Magnesium phosphoricum D3 Trit.* gegeben und zur Infarktbehandlung die belebenden Kräfte von *Prunus spinosa D2—D3* in Verbindung mit *Skorodit D10* und *Arnica e planta tota D10* eingesetzt. Im Schmerzanfall wird eine subkutane Injektion von *Arnica e planta tota D10* und *Nicotiana D10*[3] in den linken Arm gegeben, die im allgemeinen genügt, um den Patienten zu beruhigen. Bei Thrombosen nimmt man *Hirudo D4* zur Arnica. Sowohl bei nervösen als auch bei schweren Herzerkrankungen hilft sehr gut die Mischung *Ungt. Aurum D5/Oleum Hyperici 10%* āā, die in die Herzgegend eingerieben wird.

Eine Heilung im wahrsten Sinne kann aber nur durch eine vollständige Lebensumstellung erreicht werden, d. h. alle Hetze muß verschwinden, und der Patient muß lernen, ein ruhiges Dasein zu führen, statt

---

[1] *Enos* und *Holmes:* J. A. M. A. XII (1953) 1090.

• Im Koreakrieg wurden sämtliche gefallenen amerikanischen Soldaten obduziert. Bei den im Durchschnitt 22jährigen fand sich in 77% eine Koronarsklerose, wahrscheinlich als Folge des intensiven und wiederholten Streß, dem diese Soldaten ausgesetzt waren. Dagegen findet man bei Mönchen in kontemplativen Orden niemals weder eine Angina pectoris noch einen Infarkt, gleichgültig, ob sie Vegetarier sind oder nicht.

[2] *Rudolf Steiner*

[3] als Mischspritze

materiellen Dingen nachzujagen. Vielmehr sollte er sich nach und nach einer geistigen Entwicklung zuwenden. Malen, Eurythmie, Musik usw. als künstlerische Therapie können wieder zu einem harmonischen, rhythmischen Leben führen.

Herzrhythmus und Sonnenrhythmus

Die Rhythmen im menschlichen Organismus stehen mit den kosmischen Rhythmen in Beziehung, einige davon in direktem Zusammenhang mit dem irdischen oder planetarischen Geschehen; andere dagegen, wie z. B. der weibliche Genitalzyklus, der eigentlich ein Mondenrhythmus ist, stehen nicht mehr direkt im Zusammenhang mit diesen Gestirnen, sie haben sich bis zu einem gewissen Grade verselbständigt.

Der Atemrhythmus jedoch ist, worauf R. *Steiner* wiederholt hingewiesen hat, eng mit dem kosmischen Rhythmus verbunden: Wir atmen 18mal in der Minute, am Tage $18 \times 60 \times 24 = 25\,920$ mal. Diese Zahl entspricht der Anzahl der Erdenjahre während eines platonischen Weltenjahres. Teilt man aber das platonische Weltenjahr in 12 „platonische Monate" mit je 2160 Erdenjahren, so ist dies die Zeit, in der der Frühlingspunkt ein Tierkreiszeichen durchläuft. Ein „platonischer Tag" (2160 : 30) hat somit 72 Erdenjahre, d. h. wir leben durchschnittlich einen platonischen Tag! Doch um wiederum an die Zahlenverhältnisse anzuknüpfen: Unser Puls schlägt 72mal in der Minute, ein Zeichen dafür, wie weit unser Herzrhythmus im Sonnenrhythmus integriert ist.

Die Arrhythmien

Aber nur ein gesundes Organ kann diesen Rhythmus einhalten. Störungen gewisser Herzabschnitte können diesen harmonischen Rhythmus verhindern und so zu gelegentlicher vorübergehender, oft jedoch endgültiger Arrhythmie führen. D. h., jede Arrhythmie sollte als Hinweis auf eine ernsthafte Störung gewertet werden.

Abgesehen von diesen eigentlichen Arrhythmien finden sich Tachykardie und Bradykardie als Ausdruck des Überwiegens eines der beiden Pole. Anschließend werden kurz drei Formen von Tachykardie dargestellt, deren Ursache man kennen sollte.

Die paroxysmale Tachykardie

Die paroxysmale Tachykardie ist ein Anfall von Herzjagen, das in enger Beziehung zum Nervensystem steht, d. h. dem Instrument des Astralleibes. Im Anfall setzt die Nervenleitung plötzlich aus. Das führt zu einem Aushaken des Astralleibes an irgendeiner Stelle im Nervensystem, z. B. zu einer Art plötzlicher Lähmung des Nervus vagus, d. h. es kommt zum Herzrasen. Diese Labilität des Astralleibes kann durch kleinste Ursachen ausgelöst werden und zu einem solchen Anfall führen.

Die emotionale Tachykardie

In der emotionalen Tachykardie haben wir den umgekehrten Prozeß vor uns. (Im vorangegangenen Kapitel über die Niere wurde die Beziehung der Emotion zur Niere dargestellt.) Bei der emotionalen Tachykardie aber beobachten wir, „wie uns das Blut zu Kopfe steigt". Es findet tatsächlich ein Blutandrang nach dem Herzen zu statt, nur wird das Herz, dank der Trägheit des Blutes, nicht so plötzlich beschleunigt wie bei der paroxysmalen Tachykardie, auch klingt die emotionale Tachykardie langsamer ab.

Die Basedowsche Erkrankung

Ähnlich wie die emotionale Tachykardie ist die bei der Basedowschen Erkrankung, die allerdings oft infolge einer Erregung auftritt und Ausdruck eines sehr verstärkten Eingreifens des Astralleibes in den ganzen Organismus ist. Deshalb finden sich hier Symptome, die ursächlich einmal vom unteren Pol — die Tachykardie — oder auch solche, die vom oberen Pol herkommen — die Abmagerung. Das erklärt die Vielfalt der klinischen Verlaufsformen, die manchmal gegensätzlicher Natur zu sein scheinen. Alle diese Symptome, sowohl die Über- wie die Unterfunktion der Schilddrüse, weisen auf die engen Beziehungen zwischen Schilddrüse und Astralleib hin.

Die Basedowsche Erkrankung und ihre Behandlung

Um dieses starke Eingreifen des Astralleibes auszugleichen und zu harmonisieren, ist Kupfer das geeignete Mittel: So *Cuprit D4* bei blonden und *Cuprum sulf. nat.* D4 bei dunklen Patientinnen, denn es sind fast immer Frauen. Besser noch fängt man mit dem vegetabilisierten Kupfer an: *Melissa Cupro culta 0,1%,* 10—20 Tropfen 3mal täglich. Zweckmäßigerweise wird dazu noch *Nicotiana D10* und bei Herzsymptomen *Ol. Strophanthi D3* gegeben.

Das Zentrum des Wärmeorganismus

In den vorangegangenen Kapiteln haben wir gesehen, daß die Leber der Pol der feuchten Wärme und die Lunge der Kältepol des Organismus ist. Zwischen beiden nimmt das Herz als Ausgleichsorgan eine Mittelstellung ein. Alle Wärmeprozesse im Körper sind undenkbar ohne Blut und Blutkreislauf, und so ist das Herz das Zentrum des Wärmeorganismus, ohne den sich das Ich nicht manifestieren kann. Das Blut ist so das Werkzeug des Ich, wie es das Nervensystem für den Astralleib ist.

Das Herz und das Element Wärme

Ebenso wie Asche der mineralische Rückstand bei einer Verbrennung ist, so ist Wärmebildung abhängig von der direkten Wirkung des Ich auf den oberen Pol (vgl. S. 22). So kann auch z. B. bei Reizung bestimmter Hirnzentren Fieber erzeugt werden, jedoch wird die Wärme vom unteren Pol her erzeugt, hier kann das Ich über Astral- und Ätherkräfte auf das Blut einwirken, sich damit verbinden und so über das Blut vom unteren Pol aus sich auf den ganzen Organismus ausdehnen, zum Ausgleich der Kräfte des Nervensystems, die sich vom oberen Pole ausbreiten. Aber nicht nur in der körperlichen Wärme, auch in der geistigen Wärme ist das Ich tätig: im Enthusiasmus, im Mut, im persönlichen Einsatz und in der Liebe. Das alles sind Ichtaten. So erscheint es durchaus gerechtfertigt, das Herz in Beziehung zum Feuer zu setzen.

Herz und Temperament

Alle diese Wärmearten sind charakteristisch für den „Herz"-Menschen, bei dem das Ich das vorherrschende Wesensglied ist. Wir haben hier eine starke Persönlichkeit vor uns, die fähig ist, ihre Ziele hartnäckig mit allen Mitteln zu verfolgen, hierbei ihren gesamten Willen durchzusetzen weiß, dabei aber auch zu großzügigen Handlungen fähig ist, je nachdem, worauf sich der Wille richtet. Auch im Bereich des Denkens erreicht der Herzmensch höchste Gipfel. Dieser Wille duldet keinen Widerspruch und neigt zum Jähzorn. Der Herzmensch ist körperlich gedrungen, Pykniker, aber ohne die federnde Weichheit des Lymphatikers. Sein Gang erweckt den Eindruck, als wolle er selbst dem Boden seinen Willen aufzwingen. Seine Augen sind oft dunkel, mit einem eigentümlichen düsteren Glanz und unterscheiden sich dadurch von den samtweichen, braunen Augen mancher Lymphatiker. Die Muskulatur ist gewöhnlich kräftig entwickelt. R. *Steiner* hat den General *Bonaparte* als typisches Beispiel eines cholerischen Temperamentes bezeichnet, fügt allerdings später hinzu, daß sich bei ihm, als er Kaiser *Napoleon* war, zusätzlich lymphatische Züge zeigten. Typisch cholerisch war sicherlich auch *Beethoven.*

Die „Herz"-Psychose

Das übersteigerte Ichgefühl kann sich notfalls gegen alles und jeden richten, der Patient beharrt noch auf seiner Meinung, selbst wenn er sie schon als falsch erkannt hat. Sein Mut wird zum Übermut, er begibt sich bewußt in Gefahr, er wird tollkühn. Der Wille steigert sich so zur Tobsucht[1]. Dieser Mangel an Selbstkontrolle, diese Schrankenlosigkeit ist die Gefahr für den Choleriker. Er geht bis zur Selbstzerstörung und reißt andere mit in seinen Untergang. Er ist wie eine Feuersbrunst, die alles vernichtet.

Die „Herz"-Neurose

Wenn das Herz zu stark den Kräften des Nerven-Sinnespols unterliegt, treten bei einer ganzen Reihe von Patienten Herzneurosen auf. Die unbewußte Wahrnehmung der Abbau- und Todesprozesse dieses Poles

---

[1] So wird deutlich, daß die Kontrolle, die vom Nerven-Sinnespol ausgeht, die Bremse eines zu starken Willens ist. Überwiegt der obere Pol *(Epimetheus),* wird der Wille bis zur völligen Lähmung gebremst. Fehlt die Kontrolle, dann wird der Wille entfesselt *(Prometheus).* Diese Auffassung sollte dazu führen, den Begriff des „motorischen Nerven" zu revidieren, gegen den sich *Rudolf Steiner* immer gewendet hat.

rufen Herzenge und Todesangst hervor und gefährden das Leben des Patienten selbst beim Fehlen tiefgreifender Veränderungen. Gerade die „oberflächlichen" Veränderungen des Herzens werden von solchen Symptomen begleitet.

Behandlung von Neurosen und Psychosen

Bei den neurotischen Störungen, in denen sich der außergewöhnlich starke Impuls des Nerven-Sinnespols äußert, braucht der Patient vor allem Gold in Form von *Primula Auro culta 0,1%* als Injektion oder *Ungt. Aurum D5/Ol. Hyperici 10% āā* als Einreibung in die Herzgegend, zum Revitalisieren zusätzlich *Prunus spinosa D3.*

Bei der Tobsucht dagegen, bei der die Willenskräfte des Stoffwechselpols entfesselt werden, wird *Hypericum Auro cultum 0,1%,* oder auch *Belladonna D3* genommen. Im Anfall wird evtl. auch *Apomorphin* (5 — 10 mg) als Injektion gegeben. Indem man den Patienten zum Erbrechen bringt, lenkt man Astralleib und mit ihm das Ich auf den Magen ab und bremst so den Willenspol. Bei Suizidgefahr, besonders wenn die Selbstmordgedanken Ausdruck der Selbstbestätigung bis zur Selbstzerstörung sind, gibt man *Aurum D6 — 10* (auch *Hypericum Auro cultum*). Und zu allen diesen Medikamenten wird stets *Cardiodoron* hinzugefügt.

Zusammenfassung der Behandlung von Herzkrankheiten

I. Beim Überwiegen des Stoffwechsel-Willenspols:

Grundbehandlung:
  Cardiodoron
  Aurum praep. D6 — 10
  Hypericum Auro cultum 0,1%

Entzündliche Erkrankungen:
  Diät und Lebensweise ändern!

Endokarditis:
  Apis D3 / Belladonna D3 im Wechsel mit Carbo 0,75/Sulf. D2
  (= Erysidoron I und II im Wechsel)
  Argentum praep. D30 (inj.)
  Echinacea D3 (inj.)
  Lachesis D12 (inj.)

Myokarditis:
  wie Endokarditis, dazu Digitalis e fol. digestio. D3 (3mal täglich
  10 Tropfen)

Perikarditis:
  wie Endokarditis, dazu Stannum D10 / Bryonia D6 (inj.)

Endocarditis lenta:
  Vegetarische Diät!
  Argentum D30 im Wechsel mit Echinacea D3, 1mal tägl. intra-
  venös
  Lachesis D12 — 18 (inj.)
  Aurum D10 / Stibium D8 (3 : 2) inj.
  Carbo Betulae c. Methano D3 (Trit.)

Herzklappenfehler, Insuffizienz, Dekompensation:
  Scilla cps. Wala dil. 3mal täglich 10 — 15 Tropfen
  Carduus mar. 5% / Paeonia off. 5% āā dil. 3mal 10 Tropfen tägl.
  (oder von der 10%igen Dilutio nur 5 Tropfen)

Tobsucht:
  Apomorphin 5 — 10 mg (inj.)
  Belladonna D3 (inj.)

Arrhythmien:
  Sarothamnus cps. Wala dil. 3mal 10 Tropfen täglich

II. Beim Überwiegen des Nerven-Sinnespols:

Grundbehandlung:
  Cardiodoron
  Aurum praep. D30
  Primula Auro culta 0,1%
  Ol. Strophanthi D3
  Ungt. Aurum praep. D5/Ol. Hyperici 10% āā

Angina pectoris:
  Cactus D1 — D3
  Magnesium phosphor. D3 (Trit.)
  Im Anfall: Arnica D10 und Nicotiana D10 (inj.)

Myokardinfarkt:
  Ol. Strophanthi D3
  Arnica e planta tota D10 (inj.)
  Skorodit D10 (Trit.)
  Prunus spinosa D3 —D6
  Nicotiana D10 (inj.)

Thrombosen:
  Hirudo D4
  Arnica e planta tota D10

Herzneurosen:
  Primula Auro culta 0,1%
  Prunus spinosa D3
  Ungt. Aurum praep. D5/Ol. Hyperici 10% āā

M. Basedow:
  Melissa Cupro culta 0,1%
  Cuprit D4 (bei blonden Patientinnen)
  Cupr. sulf. nat. D4 (bei dunklen Patientinnen)
  Nicotiana D10 (inj.)
  Ol. Strophanthi D3

Die Gefahren einer zu schematischen Einteilung

Im Vorangehenden wurde versucht, die Wesenszüge der vier Temperamente, jeweils den vier Hauptorganen, Wesensgliedern und Naturelementen zuzuordnen. Eine solche Einteilung ist erzwungenermaßen sehr
schematisch und ist auch nur ein Weg zur Annäherung. Wenn wir das
Wesen eines Menschen richtig erkennen wollen, können wir ihn natürlich zunächst dieser oder jener Kategorie zuordnen, müssen dabei aber
immer fragen, wodurch sich dieser Mensch von diesem allgemeinen
Typus unterscheidet, was ihn zu einem Individuum macht, das keinem
anderen gleicht — ein recht schwieriges Unterfangen.

Wir müssen lernen, den Menschen stets aus seiner Biographie heraus
zu begreifen, sein Leben in seinem zeitlichen Ablauf, mit seiner besonderen seelischen Eigenart zu erkennen, um ihn richtig behandeln und heilen
zu können.

Die verschiedenen Angstzustände

Viele Menschen leiden heute unter Angstzuständen. Je nach den Organen, die sie bedingen, prägt sich die Angst verschieden aus: Der Melancholiker als Lungenmensch hat Umweltangst im weitesten Sinne; der Lymphatiker mit seinem Bezug zur Leber hat eine allgemeine Lebensangst; der Nervöse, als Nierenmensch, hat eine organbezogene Leibesangst, und der Choleriker schließlich durchlebt die herzbezogene Todesangst. Diese Angstzustände zu kennen und beim Patienten zu erkennen und zu verwerten, ist eine sehr große Hilfe für die ursächliche Diagnostik und letzten Endes für eine rationale Therapie.

Der Vergleich der vier Hauptorgane untereinander zeigt, inwieweit sich ihre Funktionen überschneiden, und wie sie sich gegenseitig beeinflussen. Um die nötige Klarheit zu erreichen, mußten die Organe eines nach dem anderen dargestellt werden; das Ganze wird aber erst verständlich, wenn das Zusammenspiel von Gegensätzlichem und von Ähnlichem aus der Kenntnis der Grundtatsachen durchschaut wird.

Vierter Teil

EINIGE SPEZIELLE PROBLEME

Fern von jedem Dogmatismus ist es nicht der Sinn der anthroposophischen Medizin, fertige Rezepte für genau umschriebene Krankheitsbilder anzubieten, denn die anthroposophische Medizin ist eine ganz individuelle Heilkunst, die nur auf den einzelnen Menschen ausgerichtet ist.

Die Darstellung von einigen Teilproblemen in diesem vierten Teil ist daher nur beispielhaft zu verstehen, sozusagen, um auf einen therapeutischen Weg zu weisen, denn das Ziel jeder Heilkunst ist vor allem das Heilen!

14. KAPITEL

Das Krebsproblem

Die fünf Hauptfragen des Krebsproblems

Wenn der Krebs nur als ein pathologischer Wachstumsprozeß definiert wird, erscheint er ebenso wie das normale Wachstum rätselhaft. Schon beim normalen Wachstum erheben sich zwei Fragen:
1. Warum wächst etwas? Was ist Wachstum?
2. Warum hört Wachstum auf?
Zusätzlich für das pathologische Wachstum ergeben sich die weiteren drei Fragen:
3. Warum fängt etwas in einem bestimmten Zeitpunkt wieder an zu wachsen?
4. Warum wächst es bösartig?
5. Warum gerade an dieser Stelle?

Die *erste* Frage hat ein Forscher, Sir *William Savory,* die weiteren *Holtzapfel* in einer Studie, die 1967 veröffentlicht worden ist, beantwortet[1].

Tatsächlich ist aber R. *Steiner* auf diese Fragen schon früher eingegangen und hat eine Antwort darauf gegeben, und ausgezeichnete Studien von *Alexandre Leroi*[2], die auf langer praktischer Erfahrung beruhen, sind diesen Problemen sehr nahe gekommen.

Das normale Wachstum

Im Zusammenhang mit den ersten Kapiteln dieses Buches soll nun eine Synthese der verschiedenen Studien versucht werden.

---

[1] *Holtzapfel, W.:* Räumliche und zeitliche Ordnungen im Wachstum der malignen Tumoren. (Beitr. Erw. Heilk. 1967/6 Stuttgart.)
[2] *Leroi, A.:* Der Krebs als Krankheit unserer Zeit. (Weleda Nachrichten, Schwäb. Gmünd, Nr. 36/1954).
— : Ursachen und Behandlung von Karzinomen. In *Husemann:* Das Bild des Menschen als Grundlage der Heilkunst, Bd. II, S. 146—171.
— : Die Bedeutung der Zelle für das Karzinom. Beitr. Erw. Heilk. 1952, 3—4, S. 41.

Zu 1.: Wachstum ist das Ergebnis zweier Prozesse, des einen, der Zellvermehrung, der von den Ätherkräften ausgeht und des anderen, der Gestaltung, der Ausdruck der Kräfte des Astralleibes und des Ich ist, die die Ätherkräfte in Bildekräfte verwandeln.

Wären die Ätherkräfte allein wirksam, so würde der Organismus eine ungeheure Morula werden (siehe Abb. 2, S. 19), doch bereits im darauffolgenden Stadium der Embryonalentwicklung, der Blastulabildung, treten strukturierende Kräfte auf.

Den zentrifugalen Kräften der Morula widersetzt sich dabei etwas wie eine Hülle, gegen die diese Kräfte anstoßen, und man hat den Eindruck, als ob die Zellen mit ihrem Ausbreitungsbestreben durch diese Hülle in eine neue Lage gedrängt würden; es entsteht die Blastula. Diese „Hülle" ist der erste Ausdruck der zentripetalen Strukturkräfte, diese Kräfte wirken in diesem Stadium noch von außen ein wie bei den Pflanzen während des ganzen Lebens. Im Gegensatz dazu werden diese Kräfte beim Tier und beim Menschen im Gastrulastadium nach innen verlagert.

Das Experiment von Arndt

A. Leroi hat das Experiment von *Arndt* beschrieben, das die Wirkung dieser beiden gegensätzlichen Kräfte in der zeitlichen Folge zeigt. Er berichtet: „Prof. *Arndt* hat über lange Zeit einen kleinen Pilz beobachtet, der in den Wäldern wächst: Dictostelium muconoïdes. Er wird nur wenige Millimeter hoch und hat einen Hut mit lauter Sporen. Prof. *Arndt* hat dann diesen Pilz auf einer Bouillonkultur gezüchtet. Dabei zeigte sich, wenn die Pilze reif sind, springt die Kapsel, und die Sporen fallen auf den Nährboden. Die Sporen wachsen und werden zu Amöben. Trägt die Bouillon Bakterien, dann werden diese von den Amöben gefressen, und wenn eine Amöbe etwa 10 000 Bakterien aufgenommen hat, teilt sie sich. Und weil diese Amöbe ein einzelliges Lebewesen ist, benimmt sie sich wie jede andere Zelle, d. h. sie vermehrt sich. Diese Vermehrung geht weiter, bis Tausende und Abertausende beweglicher Zellen entstanden sind, und wenn die Nahrungsquellen erschöpft sind, entstehen Wellen in der Kultur, und alle Amöben bewegen sich in Richtung auf gewisse Konzentrationspunkte, und dort bauen die Amöben aus ihren eigenen Körpern einen neuen Pilz auf, zunächst den Stengel und dann den Pilzhut mit den Sporen, bis wieder aus allen diesen Amöben ein richtiger Pilz entstanden ist. Das mikroskopische Präparat zeigt, wie die Amöben sich in Champignonzellen verwandelt haben, die sich dann in Hut und Stengel differenzieren. Auf die Frage an Prof. *Arndt,* wer denn diese Amöben dirigiere, antwortete er: „der ‚Gott‘ der Amöben!" (Genauer wäre: der ‚Gott‘ der Pilze.)

Interessant ist es, wenn man dieses Geschehen in einem Zeitlupenfilm verfolgt. Dadurch wird das Wirken der Ätherkräfte ganz besonders deutlich.

Zunächst, in der ersten Phase, werden die zentrifugalen Wachstums-kräfte — Vermehrung, Wachstum und Ausbreitung der Amöben — sichtbar, dann in der zweiten Phase treten die zentripetalen, formenden Kräfte auf — der „Gott" der Pilze — die die Amöben einem Zentrum zulenken und dort wieder einen neuen Pilz aus diesem Zellmaterial ent-stehen lassen.

Das Carrelsche Experiment

Beim *Carrel*schen Experiment der isolierten Zellkultur wird das genaue Gegenteil beobachtet, Formung und Differenzierung gehen verlo-ren, nur die Zellvermehrung wird beschleunigt.

Das normale Wachstum kann daher definiert werden als eine durch Strukturkräfte kontrollierte Zellvermehrung.

Veränderung des Gleichgewichts im zunehmenden Alter

Im Laufe des Lebens verschiebt sich nun das Gleichgewicht dieser bei-den Kräfte. Die Struktur, und damit die Mineralisation, tritt mehr und mehr in den Vordergrund, der Organismus verhärtet mit zunehmendem Alter.

Die Metamorphose der Ätherkräfte

Es nehmen also nicht die Strukturkräfte zu, sondern die Ätherkräfte ab, d. h. sie können sich in Denkkräfte metamorphosieren (siehe Kap. 8). Sie können aber noch weiter zum Funktionieren der Organe dienen, die sie mitaufgebaut haben, z. B. in den Testes oder in den Ovarien zur Zeit der Pubertät.

Wenn nun diese Kräfte später in der Menopause wieder frei werden, d. h. wenn diese Organe ihre Funktion nach und nach einstellen, können sie weiter auf der geistigen Ebene metamorphosieren und sich in Weisheit und Güte verwandeln.

Parallel zu dieser Metamorphose der Vermehrungskräfte verwandeln sich die Strukturkräfte, deren Wirken mit der Zeit weniger notwendig wird, gleichermaßen zugunsten des Denkens, das nun seinerseits gestaltet wird.

Die Antwort auf die *zweite* Frage lautet daher: Das Wachstum kommt zum Stillstand, weil die Kräfte der Reproduktion und der Gestaltung sich metamorphosieren und auf einer anderen Ebene tätig werden.

Die *dritte* Frage, warum das Wachstum beim Krebs in einem gegebenen Augenblick wieder beginnt, gehört in den Bereich der Pathologie. Nach dem Vorangehenden kann das Wachstum erst wieder von neuem beginnen, wenn die Kräfte der Vermehrung zuungunsten der Gestaltung überwiegen, d. h. das Gleichgewicht gestört ist. Das ist der Fall, wenn sich die Kräfte der Vermehrung ungenügend metamorphosiert und die Gestaltungskräfte ihre Tätigkeit eingeschränkt haben.

Ungenügende Metamorphose der Wachstumskräfte

Durch die ungenügende Metamorphose der Wachstumskräfte wird jetzt manches erklärbar: So entstehen Sarkome in dem Augenblick, in dem das Knochenwachstum zum Stillstand kommt, und weil bei den Mädchen die Knochen eher aufhören zu wachsen als bei den Knaben, treten dort Sarkome ebenfalls eher auf.

Zu Hodentumoren kommt es, wenn die Testikel wegen einer ektopischen Lage nicht zur Funktion kommen können und so Wachstumskräfte ungenutzt bleiben.

Uterus-, Mamma- und Prostatakarzinome beginnen sich dann zu entwickeln, wenn diese Organe langsam ihre Funktion einstellen und die Kräfte, die ihrer Funktion dienten, sich nicht mehr metamorphosieren. So ist auch der Brustkrebs häufiger bei Frauen, die nicht gestillt haben, d. h. in den Fällen, in denen das Organ nicht tätig werden konnte (siehe S. 77).

156

Die Organisationspunkte

Die ausbleibende Metamorphose muß aber nicht unbedingt zur Zell-proliferation führen, sie schafft nur dafür günstige Bedingungen. In „Geisteswissenschaft und Medizin" sagt *Rudolf Steiner,* daß die fehlende und unvollständige Metamorphose der Ätherkräfte kleine Organisationsin-seln schafft, die so lange ruhen, bis sich eines Tages günstige Bedingungen zur Weiterentwicklung ergeben. In gewisser Weise ähnelt diese Aussage der *Cohnheim*schen Theorie von den versprengten Keimen, nur mit dem entscheidenden Unterschied, daß es sich bei der *Cohnheim*schen Theorie um Zellreste (also physische Bestandteile) handelt, es dagegen bei *Rudolf Steiner* „Ätherkräfte"-Inseln sind, die diese Organisations-inseln darstellen.

Krebs und Schizophrenie

Wenn die Denkkräfte zu früh angesprochen werden, d. h. wenn das Ich noch nicht reif dazu ist, um die Kräfte in der richtigen Weise zu metamorphosieren, bewahren die Ätherkräfte ihren vegetativen Charak-ter, wodurch der Patient später gelegentlich zur Schizophrenie neigt. Die vorzeitige Inanspruchnahme der Ätherkräfte erklärt das seltenere Vor-kommen von Krebskrankheiten bei Geisteskranken.

Die „Ätherinseln" werden im allgemeinen durch die genügend starken Strukturkräfte im Gleichgewicht gehalten. Sind aber die Strukturkräfte zu schwach, kommt es zum Zellwachstum.

In demselben Maße, in dem die Strukturkräfte den Ätherleib ergreifen und zu Bildekräften werden, metamorphosieren diese Strukturkräfte genau wie die der Vermehrung; aber damit ist die dritte Frage nur zum Teil beantwortet.

Entzündung, Sklerose und Krebs

Zum besseren Verständnis dieser Tatsachenverknüpfung muß noch-mals das direkte Einwirken des Ich und des Astralleibes auf den Nerven-Sinnespol in Betracht gezogen werden: Ich und Astralleib bauen vom oberen Pol aus ab, gestalten und mineralisieren. Wenn der Ätherleib nicht mit Hilfe des Ich wieder aufbaut, was abgebaut wurde, häufen sich

Fremdelemente, die der Organismus durch Entzündung zu entfernen versucht. Hält dieser Zustand an, so resigniert der Organismus nach und nach, die entzündlichen Prozesse erlöschen, es kommt zur Sklerose. Gelegentlich aber wirken die gestaltenden Kräfte vom oberen Pol aus noch weiter. Aber eine Supersklerose, die zu erwarten wäre, gibt es nicht. Leben ist Rhythmus und nichts geht ins Unendliche hinaus. Wenn ein Prozeß einen gewissen Höhepunkt erreicht hat, schlägt das Geschehen um, und es entwickelt sich eine Metamorphose. Es ist wieder wie bei einem Pendel: Von einem bestimmten Zeitpunkt an wandeln sich gestaltende, zentripetale Kräfte in dispergierende, zentrifugale Kräfte um. Ich und Astralleib ziehen sich aus den Organen zurück und machen äußeren, irdischen Einflüssen Platz.

So gibt es eine Polarität zwischen Entzündung und Krebs, die durch Spontanheilungen bewiesen werden, welche im Verlaufe von akuten, fieberhaften Erkrankungen, z. B. beim Erysipel immer wieder beobachtet worden sind. Eine weitere Polarität zwischen Krebs und Sklerose bestätigt die Praxis: Bei Krebskranken finden sich viel seltener sklerotische Symptome. Krebs und Sklerose erscheinen daher nur als Varianten derselben Prozesse, die normalerweise vom Nerven-Sinnessystem ausgehen.

Der Krebs als Sinnesorgan an falscher Stelle

Mit der Formulierung von *Rudolf Steiner*: Krebs ist ein Sinnesorgan an falscher Stelle, kann der Prozeß besser verstanden werden. In den Sinnesorganen wie ganz allgemein im Nerven-Sinnessystem wirken Gestaltungskräfte auf Kosten der Regenerationsmöglichkeit. Damit aber ein Sinnesorgan wahrnehmen kann, müssen sich Ich und Astralleib ganz daraus zurückziehen. So erscheint ein Sinnesorgan vielfach als ein rein physikalischen Gesetzen unterworfenes Instrument. Ich und Astralleib könnten sich nicht dieses Sinnesorgans bedienen, wenn sie sich nicht vorher ganz daraus zurückgezogen hätten; gerade so, wie wir nie ein Fernrohr benützen könnten, wenn wir im Innern desselben sitzen würden.

Das ist am Nerven-Sinnespol normal, wird aber zur Krankheit am entgegengesetzten, dem Stoffwechselpol: Wenn sich Astralleib und Ich aus einem Stoffwechselorgan zurückziehen, überlassen sie dieses Organ den nicht metamorphosierten Ätherkräften, den schlafenden „Ätherinseln", die direkten, äußeren irdischen Einflüssen unterliegen können.

Daher ist die Antwort auf die *dritte* Frage: Das Wachstum beginnt von neuem, wenn die Zellvermehrung über die Gestaltungskräfte überwiegt.

Jetzt wird verständlich, warum im Bereich des Nerven-Sinnessystems nur selten Tumoren auftreten (nur 2% aller Krebsformen), und diese sind meist gutartig.

Andererseits finden sich im Bereich des Stoffwechselpols, wo die Regenerationsprozesse während des ganzen Lebens sehr intensiv sind, viel mehr Krebsgeschwülste (75% aller Karzinome sind Genital- und Magen-Darm-Karzinome), die zudem sehr bösartig sein können.

Der Krebs als Katastrophe der Form

Warum ist nun ein Tumor bösartig? Der Pathologe *Sigmund* hat den Krebs als eine Katastrophe der Form bezeichnet. Auf jede Natur-Katastrophe folgt ein Chaos, das Gegenteil von Ordnung. Das beobachten wir beim Krebs. Wenn ein Stoffwechselorgan zum Sinnesorgan an falscher Stelle wird, mit anderen Worten, wenn sich die Kräfte von Ich und Astralleib daraus zurückziehen, unterliegt dieses Organ dem Einfluß von äußeren Kräften und wird zum Spielball der Anarchie. Anstelle von Ordnung, die von den oberen Wesensgliedern ausgeht, kommt es zu der in unserer gegenwärtigen Welt so häufigen Unordnung. Statt in einem Organismus integriert zu sein, leben die Zellen ein Eigenleben, wuchern und verfallen der physischen Welt.

Ungünstige Umwelteinflüsse

Diese äußeren Einflüsse können sehr verschiedenartig sein. So kann sich der Organismus oft nicht gegen industrielle Einflüsse wehren, denn der Mensch als Naturwesen kann nur auf „natürliche Substanzen" reagieren, nicht aber auf synthetische Produkte. Gegen diese ist er wehrlos. So wirkt z. B. das natürliche Petroleum nicht kanzerogen, dagegen sind es dessen Destillationsprodukte in verschieden starkem Maße.

Zu den äußeren Einflüssen gehören vor allem die, die über die Sinnesorgane unbewußt in den menschlichen Körper eindringen (besonders über das Gehör). So vor allem die Geräusche des täglichen Lebens in der

Stadt: Vom Auto-, Flugzeug- und Maschinenlärm, Radio und Fernsehen usw. werden uns nur die wenigsten bewußt. Dieses Eindringen der modernen Welt in den Menschen fördert die Chaotisierung, die wir beim Krebs beobachten.

Psychische Faktoren

Außer diesen äußeren Einflüssen kommen noch seelische Schockerlebnisse als auslösende Faktoren dazu, für die *A. Leroi*[1] ein Beispiel anführt: „Eine junge Frau litt an einem fortgeschrittenen Blasenkrebs, der sich durch die Behandlung zurückbildete. Dann mußte ihrem Mann im Verlaufe einer Erkrankung ein Bein amputiert werden, gleichzeitig trat bei der Frau ein Rezidiv auf. Durch eine intensive Behandlung konnte auch jetzt wieder ein Rückgang der Krankheit erreicht werden. Als aber der Mann im folgenden Jahre starb, kam es zu einem neuerlichen Rezidiv, das übrigens auch wieder beherrscht werden konnte."

Statistiken der letzten Jahre aus Amerika und Schweden haben gezeigt, daß Krebs bei geschiedenen Frauen, die durch die Scheidung ein erhebliches seelisches Trauma erlitten, viel häufiger vorkommt als bei anderen, verheirateten Frauen.

Daher ist die Antwort auf die *vierte* Frage: Malignität ist der Ausdruck des ungeordneten Wirkens äußerer Einflüsse, wenn die eigenen inneren Kräfte diese nicht mehr beherrschen können.

Die Virusfrage

Von Zeit zu Zeit wird der Krebs zu den Viruskrankheiten gerechnet. Es kann zwar bei Tieren ein Tumor durch ein krebserzeugendes Virus gezüchtet werden, aber nur im Labor, nicht unter natürlichen Lebensbedingungen. Nichtsdestoweniger hat man Viren in Krebszellen gefunden, jedoch haben die meisten Viren, von denen einige sogar kristallisiert werden können, ihren Lebensbereich zwischen dem Pflanzlichen und dem Mineralischen. Es ist daher ihre Vorliebe für jene Gewebe erklärlich, aus denen sich die „organisierenden" Kräfte zurückgezogen haben. Sie dür-

---

[1] *Leroi, A.:* Ursachen und Behandlung des Krebses (op. cit.).

fen daher mit gutem Recht zu den äußeren Einflüssen gerechnet werden. Viren sind daher nicht Ursache des Krebses, sondern auch sie üben wahrscheinlich nur einen anarchischen Einfluß auf das Krebsgeschehen aus.

Die Geschwulst als Beginn des letzten Aktes

Das Auftreten des Tumors ist nicht der Beginn der Krankheit, sondern nur deren letzter Akt. Krebskranke leiden oft seit Jahren an verschiedenen, meist unklaren Beschwerden, und die Geschwulst selbst ist dann nur der Ausdruck dafür, daß sich die Krebskrankheit lokalisiert hat.

Die Lokalisation

Die oben erwähnten „Organisationsinseln" sind nicht die einzige Ursache für die Lokalisation. Wenn beispielsweise die Haut nach immer wiederholter Reizung nicht mehr in der Lage ist, entzündlich zu reagieren, so haben sich aus diesem betroffenen Gebiet Ich und Astralleib zurückgezogen und damit die Möglichkeit einer Geschwulstbildung gegeben, auch wenn keine Prädisposition dafür da ist, besonders wenn die gestaltenden Kräfte des Organismus geschwächt sind.

Als Reize kommen mechanische, chemische und physikalische in Frage, z. B. Verbrennungen oder ionisierende Strahlen, auch Tabak und Alkohol. Bei den Japanern dürfte die Unsitte, den Tee kochend zu trinken, vielleicht die Ursache für die dort häufigen Magenkarzinome sein.

Die Druckreyschen Experimente

Dank der *Druckreyschen* Experimente[1] an Ratten ist bekannt, daß Buttergelb Leberkrebs erzeugen kann; gewisse schädliche Substanzen befallen immer wieder die gleichen Organe.

Dieser Leberkrebs entsteht nur dann, wenn eine gewisse Menge der schädlichen Substanz aufgenommen wurde, unabhängig davon, ob zwischen die Substanzgaben eine kürzere oder längere Pause eingeschaltet

---

[1] *Bauer, K. H.:* Das Krebsproblem.

wurde. Das beweist, daß die Leber ein „Sinnesorgan" ist, das die erhalte-
ne Dosis genau „mißt". Übrigens mußte die schädigende Buttergelbmen-
ge viel größer bei den Ratten sein, die mit Hirse ernährt wurden, ein
Beweis dafür, daß die Hirse eine antikanzeröse Eigenschaft besitzt,
wahrscheinlich wegen ihres hohen Gehaltes an Kiesel, dem Element, das
die Gestaltungskräfte stärkt.

Die chemischen Produkte in der Ernährung

Die Ergebnisse der *Druckrey*schen Experimente sollten uns warnen!
Unsere gegenwärtige Ernährung enthält so viele chemische Kunst-
produkte, von denen zwar das einzelne Produkt nicht in der Lage sein
dürfte, einen Krebs hervorzurufen, aber die Summe der genossenen Stoffe
überschreitet die Gefahrenschwelle bei weitem.

Dazu ein Beispiel: *Bornfeld*[1] hat gezeigt, daß Benzpyren nur in großer
Menge Krebs hervorrufen kann, zusammen mit Detergenzien ist aber die
krebserzeugende Dosis viel, viel kleiner, d. h. Detergenzien potenzieren
die Schädlichkeit.

Der schwache Punkt

Man hat oft festgestellt, daß der Krebs eine schwache Stelle im Körper befällt, z. B. ein Organ, das operiert wurde, auch wenn die Operation
lange zurückliegt, bzw. den Ort eines alten Traumas. Es ist schon beinahe
eine klassische Feststellung, daß der Schlag gegen die Brust krebserzeu-
gend sein kann.

Ohne erschöpfend zu antworten, kommen daher als Ursache für die
Lokalisation hauptsächlich in Betracht: Persistieren von Lokalisationsin-
seln, mechanische, physikalische, chemische und psychische Traumen,
oder allgemein gesagt: Krebs manifestiert sich am schwachen Punkt!

Damit sind die gestellten *fünf* Fragen hinlänglich beantwortet.

Offen bleibt noch die Frage der zeitlichen Entwicklung der Krebskrankheit und die Möglichkeit einer Therapie.

---

[1] *Bornfeld, J.:* Arch. Hyg. Bakt. (1960) 49.

Die verschiedenen Phasen der Krankheit

Die Krebskrankheit entwickelt sich in drei Phasen: Die prätumorale Zeit, die Tumorperiode und die Phase der Aussaat. Die relative Dauer dieser drei Zeitabschnitte ist außerordentlich verschieden. Während der präkanzerösen Periode sind die gestaltenden Kräfte noch stark genug, um die vegetativen Prozesse zu beherrschen; physikalische Untersuchungen sind dabei meist ergebnislos, eine sehr genaue Anamnese und aufmerksame Beobachtung erbringen jedoch oft eine Menge Tatsachen, die in ihrer Gesamtheit diagnostisch hinweisend sind.

Symptomatologie der Präkanzerose

Eines der ersten Symptome ist die Müdigkeit, über die der Patient klagt, er ist nicht so „gesund" müde, wie nach einer langen Wanderung oder nach schwerer körperlicher oder auch geistiger Arbeit. Der Patient fühlt sich antriebslos, ohne jeden Schwung.

Jene Hausfrau, deren Lebensinhalt der Hausputz war, putzt nun nur noch ungern; die Leseratte klappt das Buch nach den ersten Seiten wieder zu; der Bastler läßt sein Werkzeug verrosten. Diese Menschen fühlen sich selten krank, sie klagen nicht, und oft fällt nur ihrer Umgebung das veränderte Wesen auf, und diese Menschen veranlassen dann den Patienten, zum Arzt zu gehen. Dieser Überdruß an allem zeigt sich auch in ihrem Gesichtsausdruck. Oft sind die Lider nur halb geöffnet und der Blick scheint wie nach innen gewendet zu sein. Dr. *Schoch* sagte so treffend: „Sie sehen so aus, als wenn sie in sich hineinlauschten!"

In der Vorgeschichte findet sich als Ausgangspunkt oft ein schmerzliches, nicht „verdautes" Ereignis. Das kann z. B. der Verlust eines geliebten Wesens sein, den der Kranke niemals ganz überwunden hat.

Es kann aber auch eine Lebenssituation sein, in der der Patient nicht in der Lage war, das zu tun, was ihm so sehr am Herzen lag, z. B. wenn ein junger, musikliebender Mensch gezwungen wird, auf Musik zu verzichten, um sein Brot zu verdienen.

Das andere Symptom, das nie übersehen werden darf, ist die Schlaflosigkeit. Fast jede Schlaflosigkeit unbekannter Ursache ist krebsverdächtig. Da die Patienten oft nicht darüber klagen, muß man sie eindringlich danach fragen.

Die Krebskrankheit hat keine Vorboten. Meist waren die Patienten vorher nie krank, hatten vor allem nie Fieber: Alles Ausdruck einer mangelnden Fähigkeit, entzündlich zu reagieren.

Im Seelischen zeigen sie eine zunehmende Vereinsamung, sie meiden mehr und mehr die Verbindung zu anderen Menschen. Kranke mit Kanzerophobie und andere Kranke, die ständig über ihre Krankheit reden, haben keinen Krebs. Krebskranke dagegen schweigen darüber.

Die Trägheit des Stoffwechsels führt zu Verdauungsstörungen, die man beachten muß, Appetitlosigkeit, Leberstörungen, atonischer Obstipation; öfters findet sich eine Abneigung gegen Fleisch.

Die Haut ist schlaff, nicht trocken, aber schlecht durchblutet, zeigt viele Flecken, besonders Naevi, dagegen fehlen Sklerosesymptome, selbst bei älteren Menschen.

Die Bedeutung frühzeitiger Diagnostik

Schon in dieser ersten Phase sollte die Krankheit erkannt werden, denn in dieser Zeit ist die Behandlung am erfolgreichsten. Hier ist die Hilfe der Laboratorien sehr wertvoll, vor allem sind es die beiden Methoden, die *Rudolf Steiner* angegeben hat: Die Empfindliche Kristallisation und die Steigbildmethode (vgl. S. 17). Die Kupferchloridkristallisation wurde von *Pfeiffer* und *Bessenich* entwickelt. Die Steigbildmethode beruht auf Arbeiten von *Kolisko* und ist über 40 Jahre lang von *Kaelin*[1] auf deren Verwendbarkeit bei der Krankheit studiert worden. Diese Methode zeigt deutlich diese drei Stufen der Krankheit und läßt prognostische Schlüsse zu, viel zuverlässigere Rückschlüsse auf das Krankheitsgeschehen als die quantitativen Methoden. Die Kupferchloridkristallisation sowie die Steigbilder werden gegenwärtig in der ganzen Welt angewendet, sowohl zur Diagnostik als auch für verschiedene Qualitätsuntersuchungen.

Daneben eignet sich zur Überwachung der Behandlung die Kontrolle der Serum-Eisen- und der Serum-Kupferwerte. Beim gesunden Menschen liegen die Werte zwischen 80 und 150 γ%. Bei Krebskranken sind die Serum-Kupferwerte oft erhöht und die Serum-Eisenwerte ernied-

---

[1] *Kaelin, W.:* Der kapillar-dynamische Bluttest zur Frühdiagnose der Krebskrankheit. Phil. anthr. Verlag, Dornach 1969.

rigt. *Müller*[1] hat die Serumwerte bei seinen mit Iscador behandelten Patienten kontrolliert und mit der klinischen Besserung eine Normalisierung dieser Werte festgestellt. Wenn dagegen die Eisenwerte sanken und die Kupferwerte erhöht blieben oder nach Normalisierung wieder anstiegen, bedeutete das meist eine Verschlechterung.

Die zweite und dritte Periode der Krebserkrankung kann am besten in den Handbüchern der Pathologie nachgelesen werden. Trotzdem ist diese Einteilung zum Verständnis der Krankheit notwendig.

Während der ersten Phase werden die Wachstumskräfte noch durch die gestaltenden Kräfte im Gleichgewicht gehalten.

Die zweite Phase

Erst in der zweiten Phase bricht sozusagen der Damm und der Tumor wächst. Trotzdem baut der Körper noch eine gewisse Abwehr auf. Als Zeichen dafür kann eine Temperaturerhöhung rund um den Tumor beobachtet werden, während die Patienten in der ersten Phase oft darüber klagen, daß sie an einer bestimmten Stelle kalt empfinden, dort, wo später einmal der Tumor wächst. Zu dieser Zeit finden sich zahlreiche Tumorzellen im Blut, ohne daß sich schon ein Anhalt für Metastasen bietet. Diese Zellen werden vom Organismus zerstört.

Bei der Autopsie von Patienten, die nicht an Krebs gestorben sind, finden sich gelegentlich Herde maligner Zellen in der Prostata und in der Thyreoidea ohne irgendwelche klinischen Krebssymptome. Diese Herde wurden durch die Abwehrkräfte des Organismus beherrscht — ein weiteres Zeichen körpereigener Abwehr!

Die dritte Phase

Erst in der dritten Periode, mit dem Auftreten von Metastasen, der Ausbreitungsphase, gibt der Körper den Kampf auf. Und trotzdem kann die Behandlung auch hier noch gewisse Erfolge haben.

---

[1] *Müller, H.:* Das Verhalten der Serum-Eisen- und Serum-Kupferwerte vor und während der Iscadorbehandlung. Erfahrungsheilkunde 22, 3 (1973) und 25, 3 (1976).

Dauer der Entwicklung

Die Dauer dieser Entwicklung hängt vor allem vom Alter ab. Bei jungen Menschen, bei denen die Wachstumstendenz noch sehr groß ist, überstürzen sich beinahe die verschiedenen Phasen, während sich bei älteren Menschen, bei denen die Möglichkeit der Regeneration erschöpft ist, das Krankheitsgeschehen über lange Zeit erstreckt, so daß der Patient oft nicht am Krebs sondern an einer anderen Krankheit stirbt.

Die Behandlung der Krebskrankheit

Aus dieser Sicht sollte das Ziel der Krebsbehandlung die Wiederherstellung des Gleichgewichtes sein zwischen den Kräften des Wachstums und der Differenzierung. Dazu sind drei Dinge notwendig:

1. Stärken der Abwehr- und Gestaltungskräfte des Organismus,
2. Anregen der Metamorphose der vegetativen Kräfte,
3. Schutz des Organismus vor äußeren Schädigungen.

Die klassischen Behandlungsmethoden

Chirurgie und Strahlentherapie stärken nicht die Gestaltungskräfte und haben auch keinen Einfluß auf die Metamorphose. Beide zerstören oder beseitigen den Tumor, d. h. nur die lokalen Manifestationen, nicht aber die Krebskrankheit.

Trotzdem haben beide Methoden ihre fest umrissenen, z. T. akut lebensnotwendigen Indikationen. Ähnliches gilt auch in diesem Sinn für die Chemotherapeutika.

Es überschreitet den Rahmen dieser Darstellung auf die Chemotherapeutika einzugehen, die Zytostatika, Antibiotika, Hormone usw., insbesondere da deren Entwicklung zum gegenwärtigen Zeitpunkt noch im Fluß ist, und sie in ihrer Wirkungsweise nicht voll durchschaut werden können.

Die Mistel

Das Mittel aber, das die Abwehrkräfte des Organismus stärkt und gleichzeitig die Gestaltungskräfte anregt, hat *Rudolf Steiner* den Ärzten, die ihn seinerzeit um Rat gefragt haben, empfohlen: Es ist die Mistel (Viscum album). Diese Pflanze wurde als Heilmittel zwar schon in alten Zeiten verwendet, jedoch nie zur Krebsbehandlung. In seinen Vorträgen und Schriften hat *Rudolf Steiner*[1] viele Hinweise gegeben, sowohl für die Herstellung des Heilmittels aus der Mistel — wie für die Anwendung im einzelnen Krankheitsfall.

Die Mistel fällt zunächst durch ihre sphärische Form auf. Sie ist nicht wie andere Erdenpflanzen in die Richtung von unten nach oben, zwischen Schwere und Leichte eingeordnet. Sie wächst zunächst von der Haftscheibe aus vom Ast des Wirtsbaumes weg, wobei der sogenannte Senker nur scheinbar in den Ast hineinwächst (in Wirklichkeit aber von diesem umwachsen wird). Dann aber wird sie eigengesetzlich, folgt anderen Rhythmen und macht sich frei von allen Bedingungen, unter denen sonst andere Pflanzen wachsen. Sie bleibt das ganze Jahr grün, unabhängig von den Lichtverhältnissen. Selbst der Senker, der in der Dunkelheit des Holzes des Wirtsbaumes lebt, ist grün, hat Chlorophyll. Die Mistelfrüchte reifen im Winter, sie brauchen keine Wärme. Selbst die Blätter richten sich nicht nach dem Licht. So wächst die Mistel weder geo- noch phototrop. Sie ist völlig unabhängig von den Sonnen- und auch von den Erdenkräften, woraus sich eine ganz eigene Sonderstellung im Pflanzenreich ergibt. Sie ist in dieser Hinsicht eine aus dem zeitlichen Zusammenhang herausgefallene Pflanze, die bei der Erdenentwicklung zurückgeblieben ist, sie kann daher nicht auf dem Boden wachsen, sondern braucht einen Wirtsbaum. Sie stößt die Erdenkräfte ab und verhält sich damit zum Tumor gegensätzlich, der sich ihnen öffnet. *Rudolf Steiner* hat zudem darauf hingewiesen, daß die Mistel sich der Wirkung der ätherischen Kräfte entgegenstellt, d. h. gegen die Proliferation Diese Eigentümlichkeiten wurden inzwischen durch pharmako-dynamische Untersuchungen bestätigt[2].

---

[1] *Steiner, R.:* Geisteswissenschaft und Medizin. 13. Vortrag (Op. cit.).

[2] *Stelter, R.:* Zur Wirkung von Extrakten aus Viscum album mali auf Gewebskulturen normaler und maligner Zellen. Diss. Heidelberg 1957.

   Selawry, O. S., Schwartz, M. R., und *Haar, H.:* Tumor inhibitory activity of products of loranthaceae. Proc. Amer. Ass. Cancer Res. 3. 1. 1959, 63.

   Mathé, G.: Rev. franç. Études clin. et biol. 8. 1963, 1017.

   Vester, F. und *Niehaus, J.:* Kanzerostatische Proteinkomponenten aus viscum album. Experientia 21, 1965, 197.

Die Bedeutung der besonderen Herstellung

Rudolf Steiner hat in vielen Einzelangaben auf die Eigenart der Mistel, Krebs heilen zu können, hingewiesen; darauf kann aber im einzelnen nicht eingegangen werden, da hierzu eine umfangreiche Kenntnis der Anthroposophie Voraussetzung ist[1]. Dabei betont er immer wieder, wie notwendig es ist, die Mistel einem besonderen Herstellungsprozeß zu unterwerfen, der den Emanzipationscharakter der Mistel verstärken muß, um daraus ein wirkliches Krebsheilmittel zu gewinnen.

Die Untersuchungen der Mistelkräfte

Seit 1928 haben sich *Kaelin* und später seit 1934 sein Mitarbeiter *A. Leroi* (1906—1968) der Aufgabe gewidmet, das Heilmittel, dem *Rudolf Steiner* den Namen Iscador gegeben hat, weiter zu entwickeln. 1949 hat *A. Leroi* dazu in Arlesheim/Schweiz das Institut Hiscia gegründet, in dem weiterhin Untersuchungen über die Mistel vorgenommen werden, zusammen mit seiner Frau, Frau Dr. *R. Leroi-von May.* Frau Dr. *Leroi* leitet gegenwärtig die nahe dem Institut gelegene Lukasklinik, die vor allem für die postoperative Behandlung Krebskranker und als Schulklinik mit Seminarbetrieb zum Erlernen dieser Ganzheitstherapie eingerichtet worden ist.

Sowohl die Mistelsaftherstellung, wie auch die Art der Anwendung werden ständig verbessert. Auch bei jahrelangem Gebrauch kommt es zu keinerlei Unverträglichkeiten. Es wirkt gezielt auf die peritumorale Zone und ruft dort eine Hyperämie und Temperaturerhöhung hervor. Deshalb muß man wegen der Gefahr einer intrakraniellen Drucksteigerung bei der Behandlung von Hirntumoren mit subkutanen Injektionen sehr vorsichtig sein.

Ergebnisse der Iscadorbehandlung

Iscador wird immer weiterentwickelt, denn das Ziel, das *Rudolf Steiner* gefordert hat, ist noch nicht erreicht, nämlich: das Messer des Chirurgen zu ersetzen. Es ist aber immerhin ein Heilmittel, das die Abwehr- und Gestaltungskräfte des Organismus stärkt. So können z. B. auch bestrahlte Patienten viel höhere Röntgenstrahlendosen vertragen, wenn

---

[1] *Boie, D.:* Mistel und Krebs. Verl. Freies Geistesleben, Stuttgart 1970.

sie gleichzeitig mit Iscador behandelt werden. Seit mehreren Jahren werden in verschiedenen europäischen Kliniken vergleichende Untersuchungen angestellt, die die Überlegenheit des Iscador über die anderen therapeutischen Verfahren gezeigt haben.

Aus den Arbeiten von *Günczler/Salzer*[1] wird wegen der außerordentlichen Ergebnisse eine graphische Darstellung gebracht.

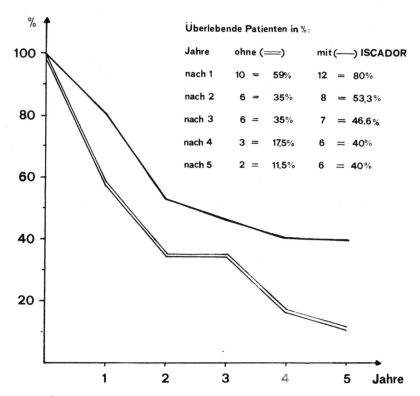

Überlebende Patienten in %:

Jahre	ohne (══)		mit (──) ISCADOR	
nach 1	10 =	59%	12 =	80%
nach 2	6 =	35%	8 =	53,3%
nach 3	6 =	35%	7 =	46,6%
nach 4	3 =	17,5%	6 =	40%
nach 5	2 =	11,5%	6 =	40%

Abb. 5: Überlebenskurve nach Resektion wegen Magenkarzinoms mit und ohne Iscador-Nachbehandlung. Die *Iscador-Gruppe* umfaßte 15 Patienten, die Kontrollgruppe 17 Patienten.

---

[1] *Günczler, M.:* Das Magenkarzinom. Beitr. Erw. Heilk. 6/1968, 188.
— und *Salzer, M:* Iscadortherapie in der Nachbehandlung operierter Karzinome. Beitr. Erw. Heilk. 5/70, 174.
Salzer, G. und Günczler, M.: Erfahrungen mit der eingeschränkten Radikaloperation und Iscador-Nachbehandlung beim Brustdrüsenkarzinom. Krebsarzt 17, 1962, 198.

169

Neuere Ergebnisse

Seit dem Erscheinen der französischen Originalausgabe sind weitere Ergebnisse veröffentlicht worden[1].

In einer prospektiven, randomisierten Studie über die Behandlung des rezidivierten Magenkarzinoms im Ludwig-Boltzmann-Institut, Wien, erreichte eine Kontrollgruppe ohne spezifische Tumortherapie nach einem Jahr die 50% Überlebensquote, von einer zweiten, mit 5 FU behandelten Gruppe lebten nach 3 Jahren noch 50%, von den mit Iscador behandelten Patienten noch 53%.

Deutlich zeigt sich der Unterschied bei zwei Gruppen von operierten Bronchuskarzinomen, wobei eine konventionell-symptomatisch, die andere mit Iscador nachbehandelt wurde. Von den Patienten mit nicht-verhornendem Plattenepithelkarzinom mit LNM starben 5 Patienten der Gruppe ohne Iscador zwischen dem 5. und 11. Monat, die mit Iscador nachbehandelten zwischen dem 19. und 64. Monat; von den Patienten mit verhornendem PEC mit LNM ohne Iscador starben 5 Patienten zwischen dem 2. und 8. Monat, die mit Iscador nachbehandelten nach dem 9. Monat. Bei einer Nachuntersuchung nach 7 Jahren lebten von diesen noch zwei nach 77 Monaten bzw. nach 91 Monaten *(Salzer)*.

In der Behandlung der Trockenlegung der Pleurakarzinose ist die intrapleurale Iscador-Instillation allen bisher bekannten Therapien überlegen. Es gelingt damit im Durchschnitt, die Pleurahöhle innerhalb von 2—3 Wochen mit 3—4 Punktionen auszutrocknen *(Salzer)*.

Dabei wurde der Nachweis der direkten Iscador-Wirkung auf die Tumorzellen erbracht. Bei der intrapleuralen Iscador-Instillation verschwinden die Tumorzellen, und es treten Lymphozyten und eosinophile Granulozyten auf *(Böck/Salzer)*.

Weitere Einzelheiten über die Behandlung können den „Richtlinien für die Iscador-Behandlung" entnommen werden. (Institut Hiscia CH-4144 Arlesheim/Schweiz.)

Wirkung auf die Metamorphose der Ätherkräfte

Die zweite Hauptfrage, ob die richtige Metamorphose der Ätherkräfte mit Hilfe von Medikamenten erreicht werden kann, führt zunächst zu

---

[1] *Salzer, G.* und *Havelec, L.:* Onkologie 6/1978.
Böck, D. und *Salzer, G.:* Vortrag beim Krebskongreß in Baden-Baden am 4. 11. 79.
Wolff, Otto: Die Mistel in der Krebsbehandlung. 2. Aufl., Verlag Vittorio Klostermann 1980.

der Frage, ob eine Metamorphose überhaupt noch möglich ist, wenn der richtige Zeitpunkt bereits überschritten ist? Es ist wenig wahrscheinlich, daß etwas beim Erwachsenen nachgeholt werden kann, was bis zum Ende des ersten Jahrsiebts geschehen sein sollte! Dagegen kann durch künstlerische Therapie eine spätere Metamorphose jener Kräfte, die durch den Wegfall der Funktion eines Organs freigeworden sind, erreicht werden: z. B. durch Malen, Plastizieren und Heileurythmie. Die systematische Verordnung dieser künstlerischen Therapie in der Lukasklinik verbessert ganz entscheidend die Heilerfolge.

Die Rolle der seelischen Führung

Die seelische Führung des Krebskranken ist dabei außerordentlich wichtig. Da, wie gezeigt wurde, seelische Faktoren an der Entstehung der Krankheit entscheidenden Anteil haben, kann der Patient nur dann gesunden, wenn die seelischen Probleme gelöst werden. Die künstlerische Therapie ist ein weiterer Schritt zu einer spirituellen Lebensführung, also eine Kräftemetamorphose auf höherer Ebene.

Schließlich muß der Kranke an seiner Heilung mitarbeiten, was nur möglich ist, wenn der Patient um seine Krankheit Bescheid weiß. Wir haben kein Recht dazu, ihm diese Wahrheit vorzuenthalten. Man muß dabei sehr viel Taktgefühl entwickeln, vor allem aber dem Patienten stets die Wahrheit sagen und ihm versichern, daß es auch für ihn ein Heilmittel gibt. Dann faßt der Patient auch wieder Mut und hilft mit im Kampfe gegen seine Krankheit. Das ist keine leere Theorie: Patienten, die um ihre Krankheit wissen, haben viel bessere Heilergebnisse. Der informierte Kranke weiß vor allem, daß sein Arzt ihn nicht belügt und dieses Vertrauen stärkt seine Mitarbeit. — Jeder, der so handelt, erkennt den ungeheuren Unterschied zu der furchtbaren Atmosphäre falschen Mitleides, die den Patienten durch ein Netz von Lügen abschirmt, dem der Kranke nur ungläubiges Schweigen bis zum letzten Augenblick entgegensetzt.

Zusatzbehandlung

Die Krebsbehandlung erfordert den Einsatz aller verfügbaren Mittel. Zur Iscadorbehandlung gehört vor allem die Pflege der Leber. *Caspar*

Blond[1] hat auf die eminente Bedeutung hingewiesen, die dieses Organ bei der Krebserkrankung hat.

Der dritten Hauptforderung, den Organismus vor äußeren Schädlichkeiten zu bewahren, werden wir nur gerecht, wenn der Patient seine Lebensweise ändert, eine günstigere Umgebung schafft und sich vor allem gesund ernährt. Das ist allerdings heute oft ein unlösbares Problem. Wo gibt es noch vollwertige Nahrung, die nicht denaturiert ist? Sind unsere Nahrungsmittel noch qualitativ wertvoll?

Natürlich können gewisse schädliche Substanzen, z. B. Pestizide, leicht nachgewiesen werden oder durch die empfindliche Kristallisation die Güte überwacht werden, doch ist das für den einzelnen nicht möglich. Die Lebensmittelgeschäfte sind leider noch weit davon entfernt, alle ernsthaft geforderten Garantien zu bieten. Ich habe es selbst gesehen, daß Gemüse, das aufgrund einer Analyse nachweislich Pestizide enthielt, von einer seriösen Gruppe von Kaufleuten zurückgewiesen, dagegen von der Konkurrenz gepriesen und verkauft wurde. Die einzige Möglichkeit, wenn man keinen eigenen Garten hat, ist, zu versuchen, den Hersteller persönlich kennenzulernen, um sich von seiner Rechtschaffenheit zu überzeugen. Außerdem sollte man sich schulen, am Aussehen, am Geschmack, die Güte zu erkennen. Die biologisch-dynamische Herstellungsweise garantiert ein einwandfreies, vorbildliches Gemüse[2].

Die frühzeitige Behandlung sichert den Erfolg

Die Behandlung der malignen Tumoren mit Iscador erzielt mitunter beachtliche, unerwartete Resultate. Vor allem in der präkanzerösen Phase ist die Behandlung recht erfolgreich, nur ist es nicht nur schwierig, sondern es ist nicht möglich, die Wirksamkeit einer Behandlung ohne Tumornachweis zu beurteilen. Aber meist bessern sich der Allgemeinzustand und das klinische Bild des Kranken. Auch durch die Empfindliche Kristallisation und das Steigbild kann der Verlauf der Krankheit kontrolliert und dabei öfters eine Besserung festgestellt werden. Leider wer-

---

[1] *Blond, Caspar:* The liver and cancer. Ed. John Wright, Bristol, 1960.
[2] Weiteres über die biologisch-dynamische Methode siehe bei *Pfeiffer, E.:* Fruchtbarkeit der Erde. Phil.-anthr. Verlag, Dornach.
Kabisch, H.: Praktischer Führer durch die biologisch-dynamische Methode sowie weitere Zeitschriften und Bücher über die biologisch-dynamische Arbeitsweise.

den gelegentlich auch Präkanzerosen beobachtet, bei denen die Patienten die vorgeschlagene Behandlung nicht richtig durchgeführt haben, und bei denen sich später ein Tumor bildete; das ist allerdings ein wenig nachahmenswertes Prüfverfahren.

Die Rolle der Erziehung in der Krebsprophylaxe

Auch bei der prophylaktischen Behandlung soll man Umgebung, Lebensweise und Ernährung nicht vernachlässigen. Vor allem sollte ein sehr wichtiger Gesichtspunkt nicht außer acht gelassen werden: Normalerweise wandeln sich die Ätherkräfte bis zur Schulzeit in Denkkräfte um; vorzeitiges geistiges Überfordern des Kindes schadet seiner normalen Metamorphose, es sollte deshalb besonderer Wert auf eine kindgemäße Pädagogik gelegt werden, die eine harmonische Entwicklung des Kindes gewährleistet. Eine solche Pädagogik sollte notgedrungen alle die Faktoren, die günstig oder schädlich für die Entwicklung des Kindes sind, berücksichtigen, wie es im zweiten Teil des Buches dargestellt worden ist. Eine kindgemäße, d. h. den Ätherkräften und der Umwandlung der Ätherkräfte in Denkkräfte gemäße Pädagogik, z. B. die Waldorfpädagogik, ist die beste Krebsprophylaxe.

15. KAPITEL

Der Genitalzyklus der Frau

Die Menstruation und das Ich

Der weibliche Genitalzyklus zeigt deutlich zwei verschiedene Phasen: eine, die durch einen Aufbau, eine zweite, die durch Abbau und Ausscheidung gekennzeichnet ist. Derartige Prozesse (siehe Kap. 2) sind Ausdruck der Ich-Tätigkeit und ebenso des Astralleibes, bald vom unteren Pol über den Ätherleib ausgehend, bald durch direktes Einwirken am oberen Pol. Das Wechselspiel der beiden Phasen ist ein Rhythmus, der allen Genitalorganen zu eigen ist.

Die Ich-Tätigkeit zeigt sich u. a. in der engen Beziehung zum Blut — dem Organ des Ich — und der Hämatopoese. Zudem ist die Menstruation ein ausgesprochen menschlicher Prozeß, der sich bei den Tieren nicht findet. Bei den Tieren treten die Phänomene, die auf eine Fortpflanzungstätigkeit schließen lassen, im allgemeinen in einem jährlichen Rhythmus auf, der dem pflanzlichen Rhythmus ähnelt, und der als ätherischer Rhythmus anzusehen ist.

Es gibt bei den Tieren keine Periode und auch die Pseudomenstruation der Rhesus-Affen ist anovulär. Schließlich weist auch die Tatsache, daß gelegentlich eine Fieberattacke eine Periode ersetzen kann, auf die Tätigkeit des Ich hin.

Ein verinnerlichter Mondenrhythmus

Ebenso wie wir den Herzrhythmus in Beziehung zum Sonnenrhythmus setzen können, weist der 28-Tage-Rhythmus des Zyklus auf das Mondengeschehen hin[1]. Indessen unterliegt die Menstruation nicht direkt dem Einfluß des Mondes, sonst hätten ja alle Frauen die Periode zur gleichen Zeit. Der Mondenrhythmus ist in Wirklichkeit ein verinnerlichter Rhythmus, den der weibliche Organismus gleichsam als Erinnerung bewahrt.

---

[1] In einem späteren Buch sollen die Beziehungen zwischen planetarischen Zyklen und menschlichen Rhythmen dargestellt werden.

Eine rein materialistische Anschauung sieht in der Phasenfolge der Zyklen nur einen Automatismus, wobei ein Prozeß den anderen auslöst (so wie ein Pendel in die andere Richtung wechselt, wenn ein bestimmter Punkt erreicht ist). Die Tatsache, daß einem durch äußere Umstände verkürzten Zyklus ein längerer folgt (und umgekehrt), beweist das Vorliegen einer Kompensation, also einer inneren Regulation, die wir nur zeitweilig verändern können. Das ist eben der ganze Unterschied zu einem Mechanismus.

Wenn wir eine Uhr um ein paar Minuten verstellen, bleibt diese Differenz immer bestehen. Wenn dagegen der weibliche Zyklus durch eine Hormoninjektion verschoben wird, versucht der Körper immer wieder, den alten Rhythmus herzustellen, nur wenn der Körper endgültig geschädigt wird, geht auch dieser Rhythmus verloren. Das aber ist kein Beweis gegen die übergeordnete rhythmische Steuerung im Körper.

Die beiden Zyklusphasen

Die erste Phase beginnt am Ende der Regel und geht bis zur Ovulation, am 14. Tage vor der Periode. Sie ist gekennzeichnet durch die *indirekte* Tätigkeit des Ich, das durch die zunehmende Einwirkung des Astralleibes, des Ätherleibes und des physischen Leibes vermittelt wird. Dabei wird dem Ich die dem Stoffwechsel eigene Dynamik übertragen, die sich in Zellvermehrung, Gewebewachstum und Gewebeaufbau äußert. Am Ovarium zeigt sich diese Dynamik in der Eireifung und der Bildung des *Graaf*schen Follikels, im Uterus durch das Schleimhautwachstum, das die Nidation des Eies vorbereitet. Diese Phase geht noch über den Eisprung hinaus, bis einschließlich der Bildung des gelben Körpers. Bei Befruchtung des Eies bleibt dieser gelbe Körper während der ganzen Schwangerschaft bestehen, die selbst nur eine Verlängerung und stärkere Ausgestaltung der ersten Phase ist. Wenn dagegen das Ei nicht befruchtet wird, stirbt es ab, und damit beginnt die zweite Phase, die durch die *direkte* Einwirkung des Ichs auf den Organismus charakterisiert ist und Abbauprozesse induziert. Der gelbe Körper degeneriert und hinterläßt ein kleines Narbenknötchen auf dem Ovarium; ebenso geht die Uterusschleimhaut zugrunde, es sammelt sich devitalisiertes Blut an, das während der Periode ausgestoßen wird. Das Ausstoßen lebloser Substanz wird durch Kontraktionen der Gebärmutter begleitet, Zeichen einer zunehmenden Tätigkeit des Astralleibes.

In Wirklichkeit sind aber die beiden Prozesse nicht so streng getrennt; der Eisprung ist ein astralbedingter Ausscheidungsprozeß, damit beginnt die zweite Phase, obwohl der Eisprung zeitlich am Ende der ersten Phase liegt. Und die Bildung des gelben Körpers gehört als proliferativer Prozeß zur ersten Phase, geht aber in die zweite Phase über. Die Hormone, Follikulin und Lutein sind die Folge einer Drüsentätigkeit, die vom Ätherleib ausgeht, sie gehören zur ersten Phase, die Hormonausscheidung im Urin aber als Absonderung zur zweiten Phase. Das beweist: Prozesse sind für den Körper immer wichtiger als die gebildeten Substanzen.

Während der ganzen Schwangerschaft werden beide Hormone Follikulin und Lutein ausgeschieden. Ihre Bildung gehört zum Prozeß der Drüsen-Tätigkeit und damit, wenn keine Schwangerschaft eintritt, zur ersten Phase.

Die pathologischen Tendenzen

Ohne die skizzenhaft angedeutete Physiologie des Zyklus im Verhältnis zu den menschlichen Wesensgliedern sind die Menstruationsstörungen unverständlich. So aber kann darauf eine rationale Therapie aufgebaut werden.

Dabei sind Abweichungen von der Norm in zwei Richtungen möglich: Entweder ist der Aufbau- und Zellvermehrungsprozeß zu stark, oder der Abbauprozeß. Beide können bis ins Krankhafte gesteigert sein.

Die übermäßige Zellvermehrung

Die Verschiebung des Gleichgewichtes zugunsten der Proliferation zeigt sich in der glandulären Hyperplasie, der Schleimhauthypertrophie und einer zu starken Follikulinproduktion. Die Hyperämie der ersten Phase persistiert auch noch in der zweiten Phase und führt zu übermäßiger Blutung. Das ausgestoßene Blut ist lebhaft rot, unvollständig abgebaut und behält seinen arteriellen Charakter. Die Blutung selbst wird nicht, wie bei einer normalen Periode durch den Zerfall der Schleimhaut bedingt, sondern ist Folge einer Stauung, sie ist sehr stark, das Blut kommt wie im Schuß. Dabei treten Schwindel und Ohnmacht, Unachtsamkeit und Vergeßlichkeit auf als Zeichen verminderten Bewußtseins. Die — meist plethorischen — Patienten neigen dabei oft zu Migräne. In der Homöopathie werden diese Patientinnen dem *Calcium carbonicum*-Typ zugeordnet: anders ausgedrückt, um wiederum das Bild der Auster heranzuziehen: das Lebendige, das Weiche des Leibes überwiegt über das Abgestorbene, Harte, das Mineralische der Schale.

Die übermäßigen Abbauprozesse

Wenn der Abbau, die Zerstörung und der Todesprozeß die Oberhand gewinnen, entwickelt sich eine Stase, die sich nicht nur auf die Schleimhaut beschränkt. Die Venen erweitern sich, die Extremitäten werden zyanotisch; die Regelblutung wird spärlich, dunkel und verzögert sich, das alles entspricht dem homöopathischen *Pulsatilla*-Typ! Bei diesen Patienten überwiegen die Erdenkräfte, die Schwere. Die Venenstauung ist ein Ausdruck dieser Schwerekräfte, Melancholie; der eigenartige Gesichtsausdruck und der zu Boden gesenkte Kopf sind weitere Zeichen. Die Küchenschelle (Anemone pulsatilla oder Pulsatilla vulgaris) zeigt mit ihrer langen Pfahlwurzel, wie sehr sie vom Erdenhaften angezogen wird, die Blätter dagegen sind zart gefiedert, sie öffnen sich weit den kosmischen Kräften, während die glockenförmige Blüte wieder dem Boden zuneigt und somit den Erdenkräften, den Kräften der Schwere, unterliegt. Schließlich richtet sich während der Reifezeit der Stengel doch wieder auf, und die federartigen Früchte orientieren sich wieder zum Kosmos. So bietet die Pflanze in diesem Rhythmus das Bild eines Kampfes zwischen den irdischen und kosmischen Kräften, bis schließlich die kosmischen überwiegen, Tod und Auferstehung in einem vereinend. Die Vorliebe der Pulsatilla für Kieselböden erinnert an die Polarität zwischen *Calcium carbonicum* und *Pulsatilla*.

Die Amenorrhö

Wenn die Ich-Kräfte zu intensiv am oberen Pol eingreifen, z. B. bei zu intensiver, intellektueller Arbeit, beim Studium oder während Prüfungsvorbereitungen, sind diese Kräfte nicht mehr am unteren Pol verfügbar, um dort Genitalfunktionen zu gewährleisten. Übrigens, Abbauprozesse, zu denen diese intellektuelle Überforderung führt, müssen ständig durch aufbauende Ätherkräfte ausgeglichen werden, wenn nicht schwere Störungen eintreten sollen.

Diese Bindung sowohl der Ich-Kräfte am oberen Pol, wie der Ätherkräfte am unteren Pol verhindern den Eireifungsprozeß und den Aufbau der Gebärmutterschleimhaut. Damit wird die erste Phase unterdrückt, somit kann sich keine zweite Phase entwickeln, es gibt daher keinen Zyklus, keine Regelblutung. Die Folge davon ist die Amenorrhö. Als auslösende Ursache findet sich hier häufig ein seelisch bedingter Schock, oder auch eine Unterkühlung, z. B. durch ein kaltes Bad.

Solange die Ursache — im angeführten Falle eine zu große geistige Überforderung — weiterhin besteht, ist eine Heilung ausgeschlossen. Es muß daher zunächst die Lebensweise geändert werden. Trotz allem ist die Heilung noch sehr schwierig. Wenn das Ich sich einmal vom unteren Pol zurückgezogen hat, wird es nicht mehr „Mitspieler" sondern bleibt „Zuschauer" im „Theater" und übernimmt keine „Rolle" mehr. Man muß einige Listen anwenden, um es wieder zum Eingreifen zu bringen, z. B. durch Überwärmung des unteren Pols, wie überhaupt Wärmeanwendung in jeder Form das Lebenselement des Ich ist.

Etwas anders gelagert ist die Amenorrhö der jungen, anämischen Mädchen. Hier liegt keine intellektuelle Überforderung vor. Das Ich inkarniert sich hier ungern, weder am oberen noch am unteren Pol. Um im oben angeführten Bild des „Theaters" zu bleiben: Das Ich will weder „Zuschauer" noch „Schauspieler" sein, es geht überhaupt nicht gern ins „Theater". Bei derartigen Amenorrhöen muß zunächst die Anämie behandelt werden (siehe S. 99). Übrigens kommen beide Formen oft gemischt vor.

Die primäre Amenorrhö

Normalerweise werden die Genitalorgane im Verlaufe des zweiten Jahrsiebts unter dem Einfluß des Astralleibes umgebaut. Wenn der Astralleib dabei nicht richtig eingreift, reifen diese Organe nicht, und die sekundären Geschlechtsmerkmale — Behaarung, Brüste, Stimmwechsel usw. entwickeln sich nicht. Die Metamorphose der Ätherkräfte in den funktionellen Bereichen erfolgt nicht, es persistieren daher weitere Wachstumsorgane wie beispielsweise der Thymus. Das ist der Vorgang bei der primären Amenorrhö.

Die Amenorrhö als Folge übermäßiger ätherischer Tätigkeit

Neben der sekundären Amenorrhö infolge von zu geringer Tätigkeit des Ätherleibes gibt es noch eine Amenorrhö, die auf einer zu starken Tätigkeit der Ätherkräfte beruht. Wenn diese Kräfte hypertrophieren, können Astralleib und Ich diese Ätherwirksamkeit nicht durchdringen und damit nicht differenzieren. Es gibt weder eine Ovulation noch einen Zerfallsprozeß als Ausdruck der zweiten Phase. Die Proliferationsprozesse, die auf die Gebärmutterschleimhaut begrenzt sein sollten, wuchern im ganzen Organismus, die Patientinnen werden fettleibig; das ähnelt etwas dem, was in der Schwangerschaft geschieht, und nicht selten folgt dieser die hier beschriebene Amenorrhö.

Behandlung der Menorrhagien

Mit dem Hinweis auf *Calcium carbonicum* und *Pulsatilla* ergibt sich schon eine Grundbehandlung. *Calcium carbonicum* ist das Mittel der Wahl bei zu starken Prozessen in der ersten Phase; *Pulsatilla* dagegen, wenn die Aktivität der zweiten Phase zu stark ist. Zur Behandlung von Menorrhagien zieht *Rudolf Steiner Corallium rubrum D3 (Trit.)* der *Calcarea* vor. Noch besser ist die tägliche suprapubische Salbeneinreibung mit *Ungt. Corallium rubrum comp.* Bei sehr starken Blutungen helfen eine oder mehrere suprapubische Injektionen von *Marmor D6/Stibium D6 āā.* Ähnlich gut hilft *Capsella bursae pastoris D3 — 10%*, das Heilmittel aus dem anspruchslosen Hirtentäschelkraut.

Behandlung der Oligomenorrhö

Wenn die Abbauprozesse in der zweiten Phase zu stark sind, d. h. bei zu starken Erdenkräften, bei venöser Stase und Neigung zu Schwermut, gibt man *Pulsatilla D3 — 6*. Dazu müssen die Ätherkräfte mit *Argen-*

tum verstärkt werden, am besten als Salbe *(Ungt. Argent. praep. 0,4%)*, die am Abend suprapubisch eingerieben wird. In der ersten Hälfte des Zyklus gibt man *Argentum* zusammen mit *Prunus spinosa D3 — 5* im Wechsel mit *Pulsatilla* in der zweiten Hälfte.

Die Dysmenorrhö

In der täglichen Praxis trifft man weitere Regelstörungen sehr häufig, die in dieses Schema nicht einzuordnen sind: die Dysmenorrhöen. Hier greifen die Wesensglieder nicht in der richtigen Weise ein. Die Patientinnen haben Krämpfe im Beginn der Regel, Zeichen der Tätigkeit des Astralleibes. Daneben treten schmerzhafte Uteruskrämpfe am Ende der zweiten Phase auf, die wiederum durch Eingreifen des Astralleibes hervorgerufen werden, wenn die Reste der Schleimhaut und des Blutes ausgestoßen werden. Weniger heftige Krämpfe treten gelegentlich auch beim Eisprung auf.

Die Dysmenorrhö und ihre Behandlung

Diese Krämpfe lösen sich sehr schnell mit *Chamomilla D20/Tormentilla D30* (3 mal 10 Tropfen tägl. vor dem Essen, zwei Tage vor Beginn der zu erwartenden Periode und solange als nötig); *Belladonna D6* bei dunklen Patientinnen und *Chamomilla D3* bei den blonden Patientinnen, sowie zusätzlich suprapubisch *Ungt. Oxalis 10%* (evtl. auch *30%*), und *Ungt. Cupri praep. 0,4%* in die Lendengegend helfen gut.

Die endgültige Heilung der Dysmenorrhö erfordert aber eine tiefergreifende Therapie, denn oft ist es z. B. die Folge von *langdauernder Unterkühlung*, weshalb wieder einmal auf die warme Unterkleidung hingewiesen werden muß! Vor allem soll sich der Arzt immer selbst davon überzeugen, ob der Patient warme Füße hat, denn viele Patienten behaupten, warme Füße zu haben, dabei sind die Füße eiskalt! Zur intensiven Behandlung gehört weiter vor allem *Menodoron*, in der Zusammensetzung, wie sie *Rudolf Steiner* empfohlen hat: **Achillea millefolium, Flos 4% / Caps. burs. past., Herba 3% / Majorana Herba 1% et Semen 3% / Quercus e cort. 5% / Urtica dioica Flos 2%** (5 — 10 Tropfen vor dem Essen). *Menodoron* muß monatelang gegeben werden, mit Ausnahme während der Tage der Regelblutung. Es kann mit *Metratee* als Aufguß oder Umschlag vor dem Schlafengehen kombiniert werden. Die harmonisierende Wirkung zeigt sich bei allen Periodenstörungen, gleich welcher Ursache.

Die Behandlung der Amenorrhöen

Die Behandlung der Amenorrhö ist oft sehr schwierig, besonders bei der primären Amenorrhö müssen vor allem Konstitutionsmittel eingesetzt werden. Um das Ich wieder zum richtigen Eingreifen zu bringen, verschreibt man zweckmäßigerweise *Mucilago Levistici D6* und *Ovaria D3* (jedes 2 mal tägl. 10 Tropfen entweder im Wechsel oder zusammen). Dazu, um das Ich frühmorgens richtig in den Körper hereinzubringen, *Phosphor D6*, 10 Tropfen beim Aufstehen und ebenso entsprechend dem Konstitutionstyp *Conchae*, bzw. *Pulsatilla*. Wenn die Periode wieder eingesetzt hat, empfiehlt sich eine langzeitige Kur mit *Menodoron*, bzw. *Metratee*.

16. KAPITEL

Die Hautkrankheiten und ihre Probleme

Die Lehrbücher der Hautkrankheiten beschreiben zwar sehr genau und sorgfältig im Detail die einzelnen Symptome, wobei das Mikroskop einen sehr entscheidenden Anteil hat, es bleibt jedoch meist bei der Deskription, die Ursachen werden nicht erfaßt, und die Therapie beschränkt sich auf palliative Maßnahmen. Dabei können die Hautkrankheiten durchaus in Beziehung zum ganzen menschlichen Organismus gesetzt und eine rationale Therapie daraus abgeleitet werden.

Dreigliederung der Haut

Auch die Haut ist dreigegliedert, sowohl im Bau, wie in der Funktion, in den Nerven-Sinnespol, einen mittleren, rhythmischen Anteil und den Stoffwechselpol.

Die Haut als Nerven-Sinnesorgan

Als Sinnesorgan gehört die Haut zum *Nerven-Sinnessystem*, verfügt aber zudem in ganz besonderem Maße über die Gestaltungskräfte des Kopfpols, mit denen sie den Physischen Leib begrenzt und dem Menschen die äußere Form gibt. Den zentrifugalen Wachstumskräften setzt sie Grenzen durch die astralen, zentripetalen Kräfte. Im Gleichgewicht dieser beiden Kräfte, die in ihrem Wirken durch das Ich geprägt werden, kommt die Schönheit der Gestalt zum Ausdruck, wie z. B. die einer Aphrodite von Knidos.

Beim Kind dominieren die zentrifugalen ätherischen Kräfte, die die Formen füllen, sie runden und quellen lassen, beim älteren Menschen dagegen werden Struktur und Mineralisation deutlicher, der Turgor geht zurück, die Haut verliert ihre Elastizität und wird welk. Falten treten auf, fast wie Scharniere zwischen den verhärteten Hautpartien, ähnlich den Gelenken der Avertebraten zwischen den einzelnen Schalen, nur nicht so ausgeprägt. Im Körperlichen wird so der alternde Mensch diesen wirbellosen Tieren ähnlich, doch im geistigen Bereich sollte der Mensch die moralischen Strukturen im Alter stärker prägen, der Mensch sollte ein

Wesen mit Rückgrat werden und sich nicht nur auf den Halt der gesellschaftlichen und religiösen Konventionen wie einen Insektenpanzer verlassen.

Metamorphosierte Wachstumskräfte

Die Tiere haben die derben Teile ihres Hautkleides (Haare, Federn, Schuppen, Hörner, Hufe usw.) viel weiter ausgestaltet als der Mensch, der diese Wachstumskräfte in Denkkräfte umgewandelt hat. Jedoch der Mensch muß sich dafür bekleiden: Als er die Frucht vom Baume der Erkenntnis versucht hatte, erkannte er, daß er nackt war!

Rhythmische Prozesse

Die obersten, immer wieder absterbenden Zellschichten der äußeren Haut sind Ausdruck der Tätigkeit des Nerven-Sinnespols. Durch ihren beträchtlichen Kieselgehalt erscheinen sie durchsichtig — abgeschwächt durch die Pigmentation — und lassen uns einen Einblick in die Gefäßschicht, in die *rhythmische* Zone der Haut gewähren. Seelenregungen bewirken Gefäßveränderungen, der Mensch errötet vor Freude, erblaßt vor Schreck. Die wichtige Atemfunktion der Haut wird deutlich.

Stoffwechselfunktionen

In der Subkutis, der tiefsten Hautschicht, spielt sich vor allem der *Stoffwechsel* der Haut ab. Hier liegen die Schweißdrüsen, die Haarbälge mit ihrer reichen Proliferation, aber auch die feine mimische Muskulatur.

Stoffwechselstörungen

Mit allen drei Gliedern des Organismus, dem Nerven-Sinnessystem, dem Rhythmischen und dem Stoffwechsel-System steht so die Haut in enger Beziehung; das innere Geschehen spiegelt sich an der Oberfläche. So sind Hautveränderungen oft Ausdruck von Störungen innerer Organe, d. h. es werden gelegentlich innere Krankheitsprozesse nach außen verlagert, als Versuch einer Heilung. Das häufige Auftreten von Asthma bei einer unterdrückten, exsudativen Diathese und seine Heilung beim Wiederauftreten von Hauterscheinungen sind dafür ein Beweis. Diese Hautveränderungen treten auf, wenn Eiweiß unvollständig abgebaut wird, die Haut versucht dann, das umzubilden und auszuscheiden, was innere Organe nicht verarbeiten konnten. Diese übermäßigen Stoffwechselfunktionen durchdringen zentrifugal die ganze Haut. Erytheme, Papeln und Bläschen sind nur gradmäßig verschiedene Verdauungsvorgänge, das Eiweiß wird wie ein Fremdkörper ausgeschieden. Pyodermien, Furunkulosen, nässende Ekzeme usw. gehören in diese Kategorie, sie treten mehr in der Jugend als im Alter auf.

Trockene Dermatosen

Wenn Absterbe- und Mineralisierungsprozesse zu mächtig werden, kommt es zu trockenen Dermatosen: Ichthyosis, Psoriasis, trockene Ekzeme usw. Dazu gehört auch der Pruritus, wobei die Intensivität des Juckreizes oft mit der Armut oder dem Fehlen von objektiven Symptomen im Widerspruch steht. Der Pruritus ist eine Steigerung des Nerven-Sinnesprozesses, der zum Kratzen reizt, und der der Versuch ist, harte Bestandteile auszuscheiden, z. B. Krusten.

Störung der rhythmischen Funktion

Verschiedene Hautkrankheiten scheinen gleichzeitig zum Nerven-Sinnessystem und zum Stoffwechselsystem zu gehören, z. B. die Urtikaria, deren Juckreiz ein nervöses Symptom, deren Bläschenausschlag aber ein Stoffwechselgeschehen ist. Tatsächlich handelt es sich aber hierbei um eine Störung des rhythmischen Systems der Haut und zwar im Zirkulationsgeschehen. Andere Krankheiten haben mehr einen Charakter, der der Atemfunktion der Haut entspricht.

Leider wird diese wichtige Funktion der Haut in seiner Beziehung zum ganzen Organismus im allgemeinen zu wenig berücksichtigt. So scheinen Mykosen respiratorische Störungen der Haut zu sein, denn die Pilze entwickeln sich normalerweise nur in einem Milieu, das schlecht mit Sauerstoff versorgt ist. Die Anwendung von kosmetischen Präparaten,

die von minderer Qualität oder aus synthetischen Detergentien hergestellt sind, begünstigen das Pilzwachstum. Wenn bestimmte Detergentien
auf den Markt kommen, treten zeitweise richtige Epidemien von Parony-
chien bei den Hausfrauen auf. Die kosmetischen Mittel gegen Geruch
und Schweiß, die den Schweiß unterdrücken, führen zu einer echten
Autointoxikation, die einer Retention harnpflichtiger Substanzen gleich-
kommt. Der unangenehme Geruch, der dann auftritt, wenn Schweiß sich
zersetzt, wird durch den Alkaligehalt von Seifen oder auch durch das
Tragen von synthetischen Stoffen begünstigt, in anderen Fällen hängt er
mit der Ernährung zusammen.

Die Warzen

Warzen und Papillome lassen sich in diese Kategorie nicht einordnen.
Bei ihnen hat die Haut als „Umhüllungsorgan" ein „ätherisches Loch"
bekommen, durch welches Viren eindringen, ihre eigenen ätherischen
Kräfte entfalten und ein krebsähnliches Geschehen hervorrufen können
(siehe S. 160). Diese lokale Schwäche des menschlichen Ätherleibes steht
in Beziehung zu einer Ätherverdichtung an anderer Stelle im Körper als
Folge einer viel tiefer greifenden Störung. Wird diese innere Störung
behoben, dann verschwindet die Hauterscheinung ganz von selbst.

Die Haut und tiefer gelegene Organe

Meist zeigen Dermatosen Störungen an inneren Organen an, selbst
wenn sie Folgen äußerer Reize zu sein scheinen. Daraus erklärt sich, warum der eine Patient gegen äußere Hautreize empfindlicher ist als der
andere. Die engen Beziehungen zwischen Haut und Leber lassen oft
Leberstörungen dahinter vermuten, denn es besteht eine Polarität zwischen Leber und Haut.

Polarität zwischen Haut und Leber

Im Gegensatz zu den weichen und unbestimmten Formen der Leber
hat die Haut mit ihren Anhangsorganen — Horn, Nägel und Haaren —
eine viel differenziertere Struktur. In der Leber ist alles weich und flüssig,

in der Haut trocken und mineralisiert. Während die Leber wohl eine der wärmsten Stellen im Körper ist, hat die Haut im Gegensatz dazu die niedrigsten Temperaturen. Zudem ist die Leber ein vorwiegend venöses Organ, das Inkarnat der Haut dagegen ist der Ausdruck der arteriellen Durchblutung, was bei der Zyanose deutlich wird, wo es verschwindet. Schließlich ist die Leber als Stoffwechselorgan schmerzunempfindlich, die Haut als Nerven-Sinnesorgan dagegen außerordentlich empfindlich. Nur eines haben beide gemeinsam: Die außerordentliche Fähigkeit zur Regeneration, der sich bei der Haut ein nicht minder intensiver Entvitalisierungsprozeß der Epidermiszellen und der Anhangsorgane anschließt.

Die exsudativen Diathesen und ihre Behandlung

Wenn die Leber nicht richtig arbeitet, kann die Haut deren Funktion übernehmen. Die Haut wird dann heißer, feuchter, weniger empfindlich und verliert ihre Form, es bilden sich Papeln, Bläschen usw., die Haut übernimmt dann die Funktion der Leber: Es kommt zur exsudativen Diathese. Bei der Behandlung von Dermatosen ist vor allem die Änderung der Lebensweise wichtig, damit die Leber leichter arbeiten kann, dann erst kommt die spezielle Therapie (siehe Kap. 4).

Die Birke (siehe S. 69) kann die Albuminisierungsprozesse von denen der Mineralisation trennen. Erstere finden in den Blättern, letztere in der Rinde statt. Mit Birkenblättern kann man Albuminisierungsprozesse regulieren, Hautveränderungen, die darauf beruhen, heilen damit aus. Das Mittel dafür ist *Betula e fol. D3* (3mal tägl. 10 Tropfen vor dem Essen).

Zum Eiweißabbau ist Schwefel nötig, z. B. *Sulfur D3—D6.* Gelegentlich tritt dadurch eine vorübergehende Verschlimmerung auf. Um die Atemfunktion der Haut zu verstärken, wird Schwefel mit Eisen verbunden als *Ferrum sulf. nat. (= Pyrit) D3* verordnet. Wenn im Körper Schwefel den Lebensprozessen entweicht, was mit schlechtem Geruch der Ausscheidungen einhergeht, nimmt man *Hepar sulf. calc. D4—6.* Zusätzlich können noch die formbildenden Kräfte des Antimon eingesetzt werden z. B. als *Stibium praep. D6—10.*

Bei Patienten mit weichem, verschwommenem Aussehen wirken Austernschalen als *Conchae verae* in mittleren und höheren Potenzen gut (D15—D30).

Es ist immer schwierig, den Patienten die inneren Ursachen der Krankheiten und die dadurch bedingte innerliche Therapie verständlich zu machen. Oft fühlen sich die Patienten daher vom Arzt vernachlässigt, wenn die Haut nicht direkt behandelt wird. Dann ist es wichtig, dem Patienten zu erklären, daß die Unterdrückung von Hauterscheinungen durch äußerliche Behandlung die Ursache für viel ernstere Störungen innerer Organe nach sich ziehen kann!

Wenn man schon äußerliche Anwendungen macht, dann soll man sich auf hygienische Maßnahmen, wie etwa Abwaschungen oder Baden mit *Calendula-Essenz 20%* (1–2 Teelöffel genügen für ein Bad) beschränken, oder besser noch *Species contra ekzemam* als Tee (1–2 Tassen täglich) oder als Umschlag verordnen. Seifen, Reinigungsmittel und die verschiedenen Cremes sollten streng gemieden werden.

Das Problem der Mineralausscheidung

Das direkte Eingreifen des Ich am oberen Pol bewirkt einen Absterbe- und Mineralisierungsprozeß (siehe Kap. 3). Das Ich kann diesen Prozeß aber auch zu Ende führen und die Mineralien ganz abbauen. Diese Entvitalisierungsprozesse sind notwendig für unser Wachbewußtsein; die Mineralausscheidung ist aber eng an unser Selbstbewußtsein als Individuum gebunden. Der Abbau durch das Ich ist aber nur begrenzt möglich. Werden der Abbau des Lebendigen und die Zerstörung größer als es den Möglichkeiten des Ich entspricht, bleiben Reste übrig, die wie Fremdkörper wirken können.

Diese Prozesse des Abbaus und der Salzausscheidung aber finden über die Haut statt, was nicht überrascht, da die Haut ihrem Charakter nach zum Nerven-Sinnessystem gehört. Wenn nun aber diese Abbauprozesse im Verhältnis zu den entgegengesetzten Mineralisationsprozessen ungenügend sind, häufen sich die harten Teile in der Haut, diese wird trocken, schuppig, krustig, wie wir es bei der Ichthyosis, beim trockenen Ekzem und bei der Psoriasis vor uns haben. Die Haut wird tierähnlich, ganz besonders bei der Ichthyosis. Wir haben hier eine Beziehung zwischen dem Zustand unserer Haut, die viel weniger verhornte Elemente hat als das Tier und dem Selbstbewußtsein, das nur dem Menschen eigen ist.

Behandlung der trockenen Dermatosen

Zur Therapie der trockenen Dermatosen wird die Birkenrinde genommen, sie wirkt auf die Peripherie und regt die Ausscheidung des zu Harten und Mineralischen an, als *Betula e cort.* 1% entweder oral oder subkutan injiziert. Dazu empfiehlt es sich wegen der belebenden und diuretischen Eigenschaften auch Birkenblätter als Birkenelixier zu geben. Die Kraft zur Mineralisierung wird durch den harten Kiesel angeregt, als *Quarz D15—30*, 1- bis 2mal wöchentlich 1 Messerspitze. In Verbindung mit *Betula e cort.* wird die Wirkung auf die Haut gerichtet. Zur Anregung der Ichkräfte wird prophylaktisch entweder in fein verteilter Form *Emulsio Rosmarini* als Badezusatz oder *Ol. Rosmarini* zum Einreiben verwendet. Rosmarinbäder sollen morgens gegeben werden, weil das Bewußtsein dadurch wacher wird, der Patient wird dann abends eher müde und schläft besser. Badet der Patient dagegen abends, wird er munter und schläft daher schlecht. Ein weiteres hervorragendes Mittel gegen Härteprozesse der Haut ist das *Kalium sulf. 30%* Bad (1 Teelöffel auf 1 Bad).

Behandlung des Pruritus

Bei sehr juckenden Hauterkrankungen hilft heißes Abwaschen mit *Species contra ekzemam.* Je stärker der Juckreiz, desto heißer sollte die Abkochung sein. Bei ausgedehntem Befall der Haut kann der Aufguß auch einem Bade zugesetzt werden. Handelt es sich um einen Pruritus senilis, also um ein arteriosklerotisches Symptom, sollte die Grundkrankheit mit *Skleron (Plumbum mel.)* und *Birkenelixier* behandelt werden.

Behandlung der Psoriasis

Die Psoriasis läßt sich am besten mit folgender Diät — als Grundbehandlung — beeinflussen: 1 Woche lang nur Äpfel, dann drei Monate rein vegetarische Kost, bei Vermeiden aller tierischen Fette! Außer *Cortex Betulae* und *Quarz* gibt man *Gallae Hallepense D2—D3* (3mal tägl. eine Messerspitze) und *Agaricus muscarius D10* (2mal tägl. 10 Tropfen in einem Glas Tee aus *Species antipsoriases*). In schweren Fällen muß man 2mal wöchentlich *Formica D6—15* injizieren.

Die Akne

Bei der jugendlichen Akne wird Talg in der Haut retiniert, der zusammen mit Zellresten dann einen Komedo bildet. Der Komedo wirkt als Fremdkörper, ruft eine Entzündung hervor und wird ausgestoßen, das Ganze bildet den eigentlichen Akneknoten. Die Akne ist daher ein eigentlich mangelhafter Ausscheidungsprozeß. Bei jungen Mädchen, die besonders häufig davon befallen werden, geht die Akne oft einher mit einer zur starken Follikulinproduktion, einer übermäßigen ersten Zyklusphase (siehe Kap. 15). Bei hochaufgeschossenen Patienten lokalisiert sich die Akne oft am Thorax. Dies sollte auch als Hinweis auf eine latente Tbc gewertet und dementsprechend ernst genommen werden. Die Furunkulose, die Gemeinsames mit der Akne hat, kann eine Zwischenkrankheit zur Tuberkulose sein. Der Hauptwert sollte mehr auf die Hebung des Allgemeinzustandes gelegt werden, als auf die „Beseitigung" der Furunkulose.

Die Akne und ihre Behandlung

Auch bei der Akne empfiehlt sich die bei der Psoriasis angegebene Diät: 1 Woche Äpfel, dann drei Monate lang vegetarische Kost. Als Konstitutionstherapie gibt man *Quarz D30* (oder bei gewissen Patienten *Conchae D30*) im Wechsel mit *Sulfur D3*, in schweren Fällen *Erysidoron I und II* im Wechsel. Ist der Patient obstipiert, empfiehlt sich *Clairo*-Tee vor dem Schlafengehen. Außerdem muß die Ausscheidungstätigkeit des Astralleibes angeregt werden, d. h. der Patient soll schwitzen. Lokal können Umschläge mit heißem Wasser *(so heiß als möglich)* morgens und abends gemacht werden, denen 1 Teelöffel *Calendula 20%* auf eine Tasse heißen Wassers zugesetzt wird. So wird die Akne prinzipiell ohne Salbe behandelt, nur bei den verhärteten Akneknoten hilft *Ungt. Merc. viv. D15*. (Diese Salbe hilft auch bei anderen verhärteten Zuständen, z. B. beim Chalazion, wobei die Salbe abends nach einem *Calendulabad* aufgetragen wird. Vorsichtige Sonnenbäder und Aufenthalt am Meer begünstigen die Akne-Heilung.

Behandlung von Pilzerkrankungen

Die Pilzerkrankungen werden ebenfalls mit sehr heißen *Calendulabädern* am Morgen und am Abend behandelt. Früh werden die Füße danach mit *Wecesin-Puder* eingepudert, abends wird *Ungt. Cupri praep. 0,4%/Nicotiana 1% āā* eingerieben. Bei Intertrigo legt man einen Gaze-streifen zum Austrocknen ein. Da sich die Pilze durch Alkaliseifen beson-ders gut entwickeln, müssen saure Seifen verwendet werden, oder man spült mit Essig bzw. Zitronenwasser nach. Vor allem muß auch die Alkalität in Leibwäsche und Strümpfen beim Waschen neutralisiert wer-den, wodurch der schlechte Geruch beseitigt wird[1].

Wunden und Verbrennungen

Als Folge von Traumen gehören Wunden eigentlich nicht zu den Hautkrankheiten, da aber hierbei sehr viel von der ersten Hilfe abhängt, soll die Behandlung von Wunden und Verbrennungen hier dargestellt werden.

Wundbehandlung

Wunden werden mit lauwarmem *Calendulawasser* gewaschen (1 Tee-löffel Calendulaessenz auf eine Schale Wasser). Wenn nötig, wird die Wunde revidiert und mit einer Kompresse verdünnter *Calendulalösung* abgedeckt (*Calendula* darf niemals unverdünnt verwendet werden). Wenn sich eine Narbe bildet, kann die Kompresse durch einen Salbenlap-pen mit *Ungt. Mercurialis cps.* ersetzt werden. Bei Neigung zur Infektion wird statt lauwarmem, heißes Wasser für die Kompresse genommen. Die so behandelten Wunden heilen auffallend gut. Die Wundränder von Schnittwunden werden nach sorgfältiger Reinigung mit Calendulalösung mit Hilfe von Heftpflaster adaptiert, wodurch meist jedes Nähen und Klammern überflüssig wird. Auch tiefere Wunden, z. B. Verletzungen durch rostige Nägel badet man in heißer Calendulalösung. Für den Fall einer Tetanus-Prophylaxe hat *Rudolf Steiner* seinerzeit *Belladonna D30 / Hyoscyamus D15 āā* als subkutane Injektion angegeben.

---

[1] Zusätzliche Behandlung (*H. Müller*): Ferrum sid. D20 1 Amp. und Epiphysis D2 1 Amp. s.c. als Mischspritze 2- bis 3mal wöchentlich.

Behandlung von Verbrennungen

Verbrennungen werden mit *Combudoron*kompressen versorgt (*Arnica pl. tot. 2,5% / Urtica urens Herba 47,5%*). Damit werden Umschläge gemacht im Verhältnis *1:10*, d. h. 1 Eßlöffel *Combudoron* auf 9 Eßlöffel Wasser, die man 5 Tage auf der Wunde *beläßt* und nur *immer gut befeuchtet*, sie dürfen *nie trocken* werden. Danach wird die Kompresse erneuert oder durch einen *Combudoronsalben*lappen ersetzt. Oberflächliche Verbrennungen heilen meist in weniger als 5 Tagen.

Die Schnelligkeit, mit der die Patienten beschwerdefrei werden, meist schon innerhalb einer Viertelstunde, mit der die Wunden heilen, und die gute Narbenbildung, die keine Keloide entstehen läßt, ist außergewöhnlich.

Ausgedehnte Brandwunden müssen zusätzlich allgemein behandelt werden mit *Arnica pl. tot.* D3 (3- bis 6mal 10 Tropfen in 24 Stunden), *Cardiodoron* (3mal 10 Tropfen), *Argentum praep.* D30 (jeden oder jeden zweiten Tag 1 Injektion) und viel *Birkenelixiergetränk* zur Anregung der Diurese. Auch bei Sonnenstich und bei der Conjunctivitis electrica (eine Kompresse mit *Combudoron-1:20*-Lösung auf die Lider legen) hilft das Mittel sehr gut.

Die Rolle der äußeren Anwendungen

Die anthroposophische Pharmakopöe enthält zwar viele Salben, doch nur wenige zur Behandlung von Hautkrankheiten. Das Medikament, das oral gegeben wird, wirkt auf den Stoffwechsel, das subkutan injizierte auf das Rhythmische System, Salbenbehandlungen dagegen beeinflussen über das Sinnesorgan Haut das Nerven-Sinnessystem und nicht die Haut selbst. Durch die Salbenbehandlung wirkt das Mittel wie wenn es höher potenziert wäre.

Die unbestreitbare Wirksamkeit dieser Behandlungsart ist zugleich ein Beweis dafür, daß im lebendigen Körper physikalische Gesetze nur bedingt gelten; Begriffe der Physik reichen nicht aus zum Verständnis lebendiger Zusammenhänge.

ÜBER DIE HEILMITTEL

Die von *Rudolf Steiner* vorgeschlagenen Mittel sind nicht nur einfache Mischungen verschiedener Substanzen. Damit die natürlichen Substanzen zum Heilmittel werden, müssen diese in ganz bestimmter Art und Weise verarbeitet werden. Dazu hat *Rudolf Steiner* jeweils gezielte Hinweise gegeben, nach denen seine Schüler das Heilmittel herstellen sollten. Es war aus diesem Grunde nötig, besondere Laboratorien für Forschung und Produktion zu schaffen, das geschah erstmalig vor 60 Jahren in Arlesheim in der Schweiz mit der Gründung der von *Rudolf Steiner* so benannten Weleda. Jetzt gibt es Tochtergesellschaften der Weleda in der ganzen Welt.

Die Untersuchungen über die Wirksamkeit der Mittel, der optimalen Pflückzeiten der Pflanzen und die zweckmäßigsten Potenzierungsmethoden, beruhen auf der Zusammenarbeit mit anthroposophischen Ärzten. Darin steckt eine ungeheure Arbeit. Gegenwärtig werden anthroposophische Heilmittel in Deutschland in der Wala/Eckwälden und in der Weleda/Schwäbisch Gmünd, der Tochtergesellschaft der Schweizer Firma, hergestellt.

In der vorliegenden Übersetzung werden die Heilmittel unter den in Deutschland üblichen Bezeichnungen aufgeführt.

Interessenten wird mitgeteilt, daß die erwähnten Firmen regelmäßige Tagungen veranstalten, zu denen alle die eingeladen werden, die ihre Kenntnisse auf diesem Gebiet vertiefen wollen.

NACHWORT

Als Sie, lieber Leser, dieses Buch aufgeschlagen haben, suchten Sie Antwort auf viele Fragen. Und bei dem Versuch, einige Fragen zu beantworten, sind wieder viele neue Fragen aufgetaucht.

Ich habe mich in diesem Buch auf einige Krankheiten beschränkt und bei weitem nicht alle medizinischen Angaben *Rudolf Steiner*s erwähnt, doch indem ich Ihre Neugier geweckt habe, bin ich vielleicht meinem Ziele näher gekommen, als wenn ich Ihnen eine Rezeptsammlung geliefert hätte, die Sie nun blindlings befolgen könnten.

Beim ersten Lesen werden Ihnen gewisse Gedanken seltsam erschienen sein, denn vieles kann mit dem bloßen intellektuellen Denken nicht erfaßt werden, und über manche bildliche Beispiele haben Sie vielleicht lächeln müssen.

Legen Sie ruhig das Buch beiseite; wenn Sie es sich wieder vornehmen, wird Ihnen manches in einem neuen Lichte erscheinen; was zunächst absurd erschien, wird Ihnen selbstverständlich vorkommen.

Und wenn Sie im anthroposophisch-medizinischen Sinne arbeiten, finden Sie nach und nach die gewünschten Antworten; denn Anthroposophie ist ein Weg, es genügt nicht, ihn nur zu kennen, sondern man muß diesen Weg gehen. Dann wird er ein Fortschritt, eine Entwicklung des eigenen Wesens.

HEILMITTEL-STICHWORT-VERZEICHNIS

197